癌症

THE CANCER DECODING

解码

陈主初　著

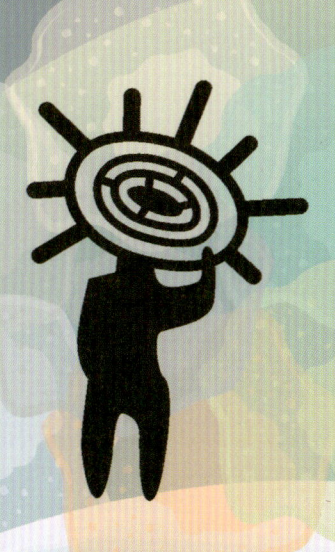

C1S K 湖南科学技术出版社

国家一级出版社　全国百佳图书出版单位

·长沙·

图书在版编目（CIP）数据

癌症解码 / 陈主初著. -- 长沙 ： 湖南科学技术

出版社，2025．3． -- ISBN 978-7-5710-2585-4

Ⅰ．R73

中国国家版本馆 CIP 数据核字第 20255BH839 号

AIZHENG JIEMA

癌症解码

著　　者：陈主初

出 版 人：潘晓山

责任编辑：李　忠

出版发行：湖南科学技术出版社

社　　址：长沙市芙蓉中路一段 416 号泊富国际金融中心

网　　址：http://www.hnstp.com

湖南科学技术出版社天猫旗舰店网址：

　　　　　http://hnkjcbs.tmall.com

邮购联系：0731-84375808

印　　刷：长沙市雅高彩印有限公司

　　　　　（印装质量问题请直接与本厂联系）

厂　　址：长沙市开福区中青路 1255 号

邮　　编：410153

版　　次：2025 年 3 月第 1 版

印　　次：2025 年 3 月第 1 次印刷

开　　本：710 mm×1000 mm　1/16

印　　张：7.25

字　　数：99.8 千字

书　　号：ISBN 978-7-5710-2585-4

定　　价：39.50 元

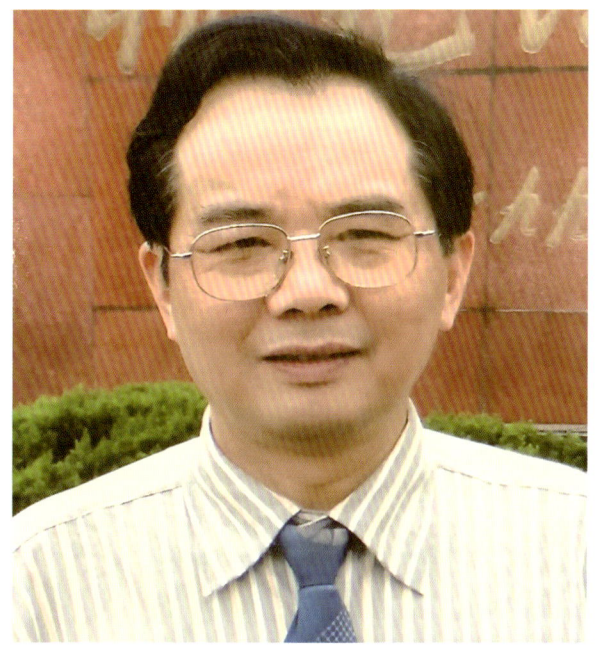

　　陈主初，中南大学教授，博士研究生导师，国务院特殊津贴专家，全国先进工作者，全国卫生系统先进工作者，卫生部有突出贡献的中青年专家，国家重点学科"病理学与病理生理学"的主要学术带头人之一。于1982年和1988年先后获医学硕士、医学博士学位，后赴美国化学工业毒理学研究所（CIIT）从事Visiting Scientist工作，进行化学致癌分子机制研究。1992年回国后即开始基于蛋白质组的癌变机制研究，是国内最早开展肿瘤蛋白质组学研究的学者之一。其后当选为中国蛋白质组学专业委员会理事、中国人类蛋白质组组织委员会理事。曾先后兼职国家科学技术学评审专家、中华医学会肿瘤分会委员；湖南省医学会常务理事、湖南省医学会肿瘤专业委员会首任主任委员，*BMC Bioinformatics* 杂志和《中华肿瘤防治》《癌症》等副主编和编委。

从事肿瘤基础研究50多年，是肿瘤病因发病学、肿瘤分子生物学及医学结构蛋白质组学领域的知名专家。

先后主持国家"863""973"计划项目、国家"九五"和"十五"科技攻关项目、国家自然科学基金课题、美国中华医学基金会（CMB）项目、教育部霍英东优秀青年教师基金项目以及湖南省科技重点项目等。

先后获国家科技进步二等奖1项、湖南省科技进步一等奖2项、教育部科技进步二等奖1项、卫生部科技进步二等奖1项。

主编全国七年制和八年制统编规划教材《病理生理学》第一版，主编《肿瘤蛋白质组学》《疾病蛋白质组学》《实验动物学》《医学结构蛋白质组学》《蛋白质组学研究在湘雅》等学术专著。

在国内率先组建了第一个肿瘤蛋白质组学技术平台和部级重点实验室——卫生部肿瘤蛋白质组学重点实验室；确立了以鼻咽癌、肺癌和胃肠道肿瘤蛋白质组研究为主的研究方向；并在此基础上组建了"结构生物学与药物设计湖南省工程实验室"和"抗癌药物国家地方联合工程实验室"，并分别担任3个实验室的首创主任。

先后在国内外知名学术期刊上发表论文300多篇，其中SCI论文近200篇，先后培养硕士、博士研究生近百名，大都成为肿瘤防治战线的骨干力量。如今仍奋斗在肿瘤科研第一线，继续发挥光和热，为肿瘤防治作出新的贡献。

前 言

　　癌症是不是"不治之症"？真不能简单地回答"是"或"不是"。因为我从事肿瘤研究 50 多年，见过身边不少癌症患者。我的一位老师先后身患鼻咽癌和膀胱癌，经规范治疗后痊愈，正常工作生活到 90 多岁；有位同事身患晚期胃癌，手术主刀医生术后对其家属说最多可活 3～6 个月，现在已过去 20 多年该"患者"年近古稀之年仍如常人健康。如此等等，你能说癌症是不治之症吗？肯定不是。但是有的癌症患者似乎就没有这样幸运，有位 40 多岁的肝癌患者，看上去身体很好，可诊断后半年不到就"走了"；还有位胰腺癌患者 50 岁左右，住院 3 个多月也未能挽救其生命。如此这般，你能说癌症不是不治之症吗？肯定不能。因此要回答"癌症是不是不治之症"绝对不是件简单的事。上述病例代表的是森林中树木，是表象。只有从什么是癌症、癌症从何而来、癌症会向何处去，全面解码癌症，方可系统了解、认识癌症，才不会盲目恐惧癌症而"谈癌色变"，这便是编写这本《癌症解码》的初衷与本心。

　　癌症是人类疾病史上最大的奥秘，解码起来实属不易。如果解释错误使人更迷茫，正如没有朝着正确的方向奔跑，无论跑得有多快都永远不会到达目的地。故本书只记述人类探索癌症的历史和故事，记录人类与癌症斗争充满惊奇的奋斗旅程，而不谈及癌症治疗的具体方法。谈癌不色变，从认识癌症开始，用科学终结恐慌才是正道。

　　癌症不同于人们曾经面对过的其他任何病症。它不是感染、自身免疫病，也不是血管性疾病、中毒性疾病，而是一种来源于机体自身的正常细胞经过不同癌变方式逐渐发展成为的异体（恶性肿瘤）。癌

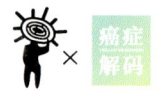

症伴随着生命进化，如影随形一起来到生物界，有研究发现癌症起源于 6.35 亿年前最早的多细胞动物诞生时，提示癌症和多细胞生物本身一样古老。它又是一种慢性疾病，其发生发展是一个多阶段、多步骤过程，在古代可能很少见，因为那时人的寿命普遍很短，年纪轻轻就死于其他疾病，癌症就不足为虑。癌症往往有明确定位（器官或组织），但会伤及全身代谢与功能甚至转移，这一显著特征使得癌症比现存的任何其他疾病都更具杀伤力和严重性，超过 90％ 的癌症死亡由转移所致。

癌细胞不是外来的，是人体正常细胞的异常突变。问题是：为什么不是所有的细胞都会转变成癌细胞？又是何种原因（环境）使起源于机体自身的细胞发生变异转化成癌细胞？事实上癌症起源于多细胞生物体细胞，但其行为方式与单细胞生物几乎完全相同：增殖分裂、永生化、移动、瓦氏效应。为此形成了体细胞突变理论（somatic mutation theory）、癌组织结构场理论（tissue organization field theory of cancer）、厄运理论（bad luck theory）和基态理论（ground state theory），从不同角度与不同视角，从内因与外因，从局部与整体，解码癌症发生发展的奥秘。

毫无疑问，癌症可预防、可治愈，但这是一项复杂的系统工程。一要防癌症发生，首先保护环境防污染，降低群体发癌率；其次做好个人防护，把患癌风险降到最低。二要防癌症复发，复发往往和转移联系在一起，这是治愈的关键，患者的主观因素十分重要。科技的发展、医学的进步，为治愈癌症打下了坚实基础，肿瘤标志物为检测早期癌症提供了方便，靶向药物为精准治疗创造了条件，免疫治疗为提高疗效提供了潜力。

癌症医学的发展，以全新的视角和创新的技术推动人们对癌症的认识，对癌症的研究和对癌症的防治水平不断进步提高，进展犹在继续，光明即在眼前。从研究人员到临床医生，从患者到家属，对所有遭受癌症侵扰的人们，本书希望能对大家探寻癌症医学奥秘投射些许的微光。

本书不是学术专著，也非一般意义的科普读物。它适合癌症患者及其家属、医务人员和普通大众阅读。它没有直接解答"谈癌不必色变"，也没有肯定回答"癌症并非绝症"。但它明确告诉读者：癌症可以预防、能够预防，坚持从小、从早、从我开始；癌症可以治愈、能够治愈，早发现、早诊断、早治疗。全书既有理论深度、又通俗易懂，汇集癌症研究结晶和重要论述，结合大量实例、数据，图文并茂、深入浅出解码癌症奥秘，由浅入深解释防治策略，体现了肿瘤研究成果服务大众的宗旨。"知识改变命运"，多点防癌知识何不如此，相信通过本书认识癌症本质、了解癌症成因后每个人都会有各自的答案与观点，对癌症少一些"未知和误解"，多一些"认知和了解"，"恐癌症"便不攻自破。

陈主初

于中南大学湘雅医院

目 录

上篇

什么是癌症

　　癌症（cancer），字面上的解释是"恶性肿瘤"的总称。从有文字记载的历史来看，癌症陪伴人类数千年之久，进入21世纪癌症已成为危害人类健康和生命的重大社会卫生问题；然而，究竟什么是癌症，仍是人类疾病史上最大的奥秘，从癌症是细胞病、染色体病，到基因（组）病，只能说人们正越来越接近对癌症本质的认识。

　　本篇从癌症是一种古老疾病而非现代病、癌症是一种局部病变的全身性疾病、癌症是突然发现而非突然发生等3个方面进行介绍，便于读者对"什么是癌症"有一个全面、系统、客观的了解和认知，从而解码：①癌症的本质是什么？②癌症能否从地球上消失？③癌症为何成为"众病之王"？④癌症为什么可预防？

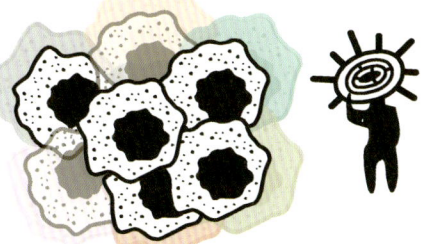

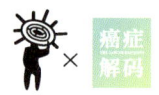
第一章　癌症是一种古老疾病，而非现代病

由于癌症的发病率逐年上升，"癌症"成为大家不再陌生的一种病。但你是否知道人类是什么时候发现癌症的？癌症研究的历史又有多久？

一、癌症的历史记录

关于癌症（尽管当时并不称之为癌）最早的描述可追溯至约公元前3000年的古埃及。1862年，埃德温·史密斯（Edwin Smith）在埃及卢克索的一位古董商那里得到了一张4米多长的埃及莎草纸，在破碎泛黄的页面上写满了潦草的古埃及文字。这篇古文稿于1930年被翻译出来，现在被公认为是公元前2625年古埃及伟大的医生印和阗的"创伤外科部分教诲的抄录本"。莎草纸记述了48种外科伤害的诊断、治疗和预后，包括手部骨折、皮肤的多孔洞溃疡、头骨破碎等，其中有8种疾病是乳腺的肿瘤和溃疡。

"癌症"一词的起源可追溯到被称为"医学之父"的古希腊医生希波克拉底（公元前460—前370年），他发现了一种无法治愈的疾病，该病导致患者的病灶处摸起来很硬，似螃蟹外壳一般，且非常疼痛，如同被螃蟹夹了一样，所以称之为"Karkinos"（意为螃蟹）。公元47年，古罗马的哲学家塞尔苏斯（Celsus）在编纂百科全书时将Karkinos翻译成拉丁文"cancer"（意为螃蟹），从此该词一直沿用下来。随后另一位古希腊医生盖伦（Galen，130—200年）用词根"oncos"（意即肿块）来描述癌症，并派生出oncology（肿瘤学）。他还用后缀oma来表示癌，如hepatoma（肝癌）、sarcoma（肉瘤）。

在东方文明发源地中国，最早出现"癌"字的是12世纪宋代的《卫济宝书》和1264年的《仁斋直指附遗方论》。而最早描述癌症的则是后者，书中说："癌者上高下深，岩穴之状，颗颗累垂……毒根深藏，穿孔透里。"意思是说癌像岩石状，有毒根深藏于体内。中医对肿瘤最早的文献记载是公元前16世纪至公元前11世纪殷商甲骨文中的"瘤"字。

2 000多年前的《黄帝内经》中已有筋瘤、肠瘤、昔瘤（指长时间形成的肿瘤）等的描述。《周礼天官》则记载了周代"下士八人，掌肿疡、溃疡、金疡、折疡"的治疗。

这里所谓肿疡，就是对肿瘤这类疾病的描述。宋代《圣济总录》把腹内肿瘤称为"症瘕"（音"征假"）。明代陈实功的《外科正宗》（1617年）中以"茧唇"称谓如今的唇癌。

清代高秉钧在《疡科心得集》（1805年）把肿瘤称为"失营"或"失荣"，因为这种病的后期，人体外表失去光泽荣华，"如树木之失于荣华，枝枯皮焦"。此外，历代中医对恶性肿瘤的描述主要有下列病名："噎膈"包括食管癌及贲门癌；"胃反"包括胃癌在内；"积聚"是指包括各种内脏肿瘤在内的胸腹部肿块；"癥瘕"多指下腹部及盆腔肿块；对"崩漏带下"的描述则与宫体、宫颈癌症状相似；"石疽""失荣"则与恶性淋巴瘤及颈部转移癌症状相似；还有"肾岩""脏毒"等类似肿瘤的描述。可见中医对癌症的理解比西医早了上千年。

以上说明人类在很早以前就发现了癌症，癌症起源的历史和人类历史一样久远。

二、癌症的考古发现

古代人患癌症的确凿证据来自考古发现（化石和遗体）。年代最久的一块化石是170万年前脚骨骨肉瘤化石，以及从木乃伊遗体解剖中也发现了结肠癌肝转移的痕迹。

2014年的 *Discovery* 报道英国杜伦大学（Durham University）和大英博物馆的考古学家在一具距今3 200年的成年男性骨骼中发现了有癌症扩散的迹

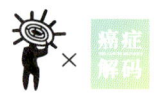
象，并利用放射线照相术和扫描电子显微镜对骨骼进行检测分析，获得了骨骼的清晰图片，结果显示，该名男子患有转移性恶性肿瘤，癌症扩散至锁骨、肩胛骨、上臂、椎骨、肋骨、骨盆和大腿骨等全身各处（图1-1）。据研究人员推算该男性死亡时的年龄25～35岁，是迄今发现的最古老的癌症病例。

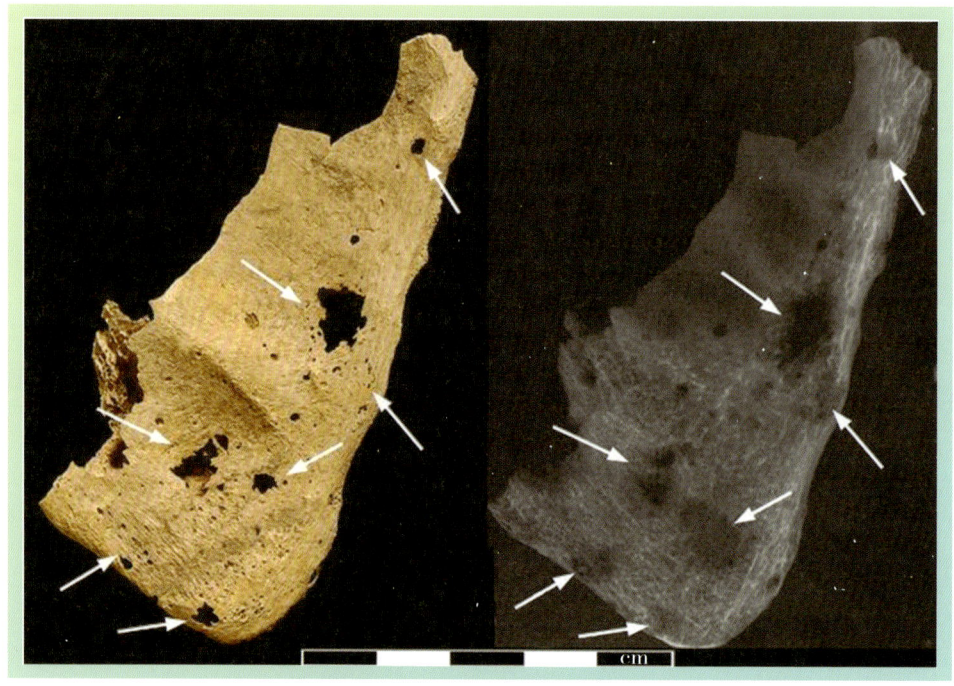

图1-1 3 200年前人类遗骸发现世界最古老癌症

癌症并不是人类特有的疾病，与癌症苦苦斗争的也并非只有人类，实际上，自然界的动物和植物也会患癌症。动物是由多细胞组成的，自然也会有一些细胞分裂和增殖失控，变成癌细胞。如"犬传染性性病肿瘤（canine transmissible venereal tumour，CTVT）"在狗身上最早出现11 000年前，而且没有随着它的第一个宿主死亡而消失，延续至今。植物也难以幸免，如凤头仙人掌的顶端细胞发生变异，破坏控制细胞增殖的正常程序，导致其生长模式异常，长得奇形怪状，这与动物癌症相似。

癌症作为人类的宿敌，在地球上存在的时间至少和人类一样久远，而且癌细胞比人类自身更顽强。例如，从一位宫颈癌妇女身上提取的宫颈癌细胞在实验室培养至今，70 多年过去了依然迅速生长，没有任何衰老或死亡的迹象，几乎实现了永生。由此说明癌的"种子"始终存在机体内，任何因素引起的任何形式的细胞或 DNA 损伤都可能导致癌症。

三、癌症长满生命之树

癌症几乎存在于所有多细胞生物中，从海绵到仙人掌、从真菌到珊瑚、从猪到大象、从爬行动物到植物（图 1-2），显示其古老的进化起源。

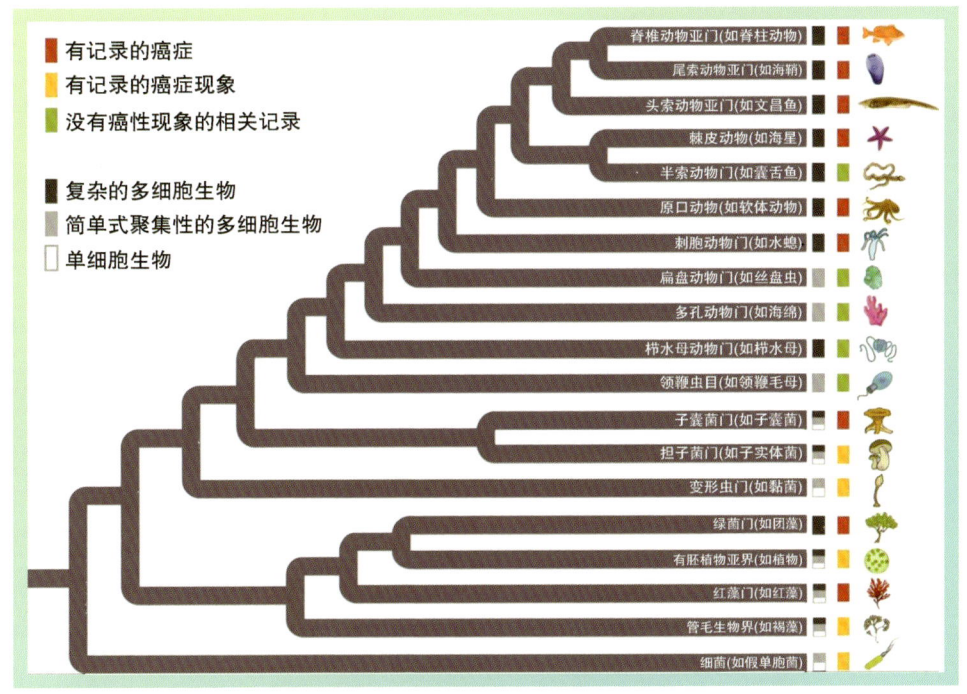

图 1-2　长满生命之树的癌症

在长达 20 亿年的时间里，地球上的生命形式只有单细胞生物一种。大

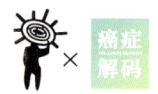
约 15 亿年前，第一种多细胞生物出现。此时生命从单细胞状态向多细胞形态转换，带来生命形式的根本改变。单细胞生物只要不断复制便能永生，多细胞生物则完全不同，永生被赋予了生殖细胞，而承载生殖细胞的身体体细胞只保留有限的复制能力（如皮肤细胞可分裂 50～70 次）。当体细胞不受控制、无限增殖时便会形成癌症，所以说，癌症是生物进化的残酷代价。

四、癌症的现代发展

有人统计过，1900 年的美国，癌症死亡在疾病致死排名中名列第七，排在前面的有结核、肺炎、痢疾等传染病；仅仅过去了 40 年后，癌症排名上升到了第二，仅次于心脏病。为什么进入现代后癌症突然一下子"变多"了呢？

（一）工业发展和环境污染

1700 年人们发现修女的乳腺癌发病率较高，历史上首次注意到癌症与职业有关；1775 年英国医生波希瓦·帕特（Percivall Potto）观察到煤炭暴露导致烟囱清洁工阴囊癌高发，首次意识到化学物质可致癌；随着工业化发展一定程度上刺激了癌症的发生。19 世纪末、20 世纪初的工业革命向人们证明和职业有关的化学物质暴露确实能致癌，如皮肤癌和脂肪癌发病率升高与接触润滑油和染料有关，脂肪癌发病率升高还与苯胺染料暴露有关。1915 年日本学者用煤焦油持续涂兔子皮肤诱发了皮肤癌。表明进入工业化社会后，癌症的发病诱因变得多起来，人们患癌的概率也随之大起来。

（二）生活方式与饮食习惯

工业发展和污染并非现代发癌的唯一因素，生活方式、生活习惯等也与许多肿瘤发生有关。不健康的生活方式，如吸烟、高脂肪饮食、缺乏锻炼和慢性压力等可增加癌症发生的风险；随着城市化和现代化发展，不健康的生活方式在全球范围内变得更普遍，无疑导致了癌症患者数量增加。如我国"富癌"（结直肠癌、乳腺癌、前列腺癌）上升、"穷癌"（食管癌、胃癌、肝癌）下降的癌谱特点，多与不良生活方式和习惯相关。

"富癌"指经济富裕人群中常见的癌症，"穷癌"指贫穷人群中常见的癌症，其差距背后的生活方式或习惯是引起癌症贫富有别的主要原因，贫富不仅影响患癌风险，也影响所在国家和地区的癌谱，如 20 世纪 50 年代我国居民生活水平低，物质匮乏，饮食不卫生，易患食管癌等消化道肿瘤；随着社会经济发展，人们饮食越来越精细化，营养过剩，加之长期摄入高脂肪、高热量、低纤维食物，结直肠癌的发病率逐渐增加。

不良生活习惯如长期熬夜、生活节奏紊乱等都会增加患癌的风险，随着经济社会的发展、人们的生活节奏越来越快、睡眠时间越来越短，特别是互联网高度发达，生活离不开手机、电脑，更有人喜欢整夜追剧、打游戏、刷短视频。长此以往，就会影响细胞的正常分裂，导致细胞突变而产生癌症。研究表明经常熬夜的人胰腺癌的发病率比一般人高出 3 倍多。2020 年《科学进展》（Science Advances）杂志的一篇研究论文显示，经常熬夜会大大破坏免疫细胞比例，免疫细胞消灭癌细胞的能力下降，使肿瘤增长速度增加 20%；加拿大皇后大学研究人员对 1 134 名女性乳腺癌患者与 1 179 名健康女性资料进行对比，发现夜班工作 30 年以上者患乳腺癌的概率较其他女性增加了 2 倍。

甚至个子长得高的人也要小心。人类的平均身高在过去的一个世纪中是显著增加的，最近在一项 2 000 万人的研究中发现因为身高与癌症之间存在着微妙关系。在调整了年龄、性别、生活习惯以及身体质量指数（BMI）等因素影响之后，高个子人群整体患癌风险升高了 28%，身高每增加 5cm，整体患癌风险增加 9%，其中甲状腺癌、乳腺癌、淋巴癌、肾癌受其影响最为明显。尽管数据分析结果显示如此，但目前没有足够证据证明二者之间的直接因果关系，不必过于紧张。

此外，人口增长和人类平均寿命延长也导致癌症病例增加，因为年龄越大，癌症发病率越高；与此同时人类对癌症的认识飞速提高、医疗水平的不

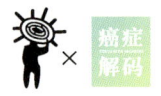

断进步，可检测到更早的癌症，治愈更多的癌症患者。

　　癌症是一种很古老的疾病，起始即有、中途不断、至今犹存，从未离开过人类；随着工业发展和人类生活方式的改变，癌症患者数量会增加，但治愈率和生存率也在不断提高。根据我国国家癌症中心"2022年中国癌症发病率和死亡率"数据，尽管肿瘤发病率在增加，形势依然严峻，但死亡率在降低，趋势继续在好转。

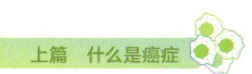

第二章　癌症是局部病变的全身性疾病

众所周知，肿瘤可在全身各个部位或器官发生，以往大多数人认为癌症（尤为转移前）只是单一器官的病变，因此更注重局部治疗。随着癌症研究的深入，人们对癌症的认知越来越全面，越来越接近癌症的本质。癌症不仅仅是局部病变，更是一种全身性疾病（图2-1）。

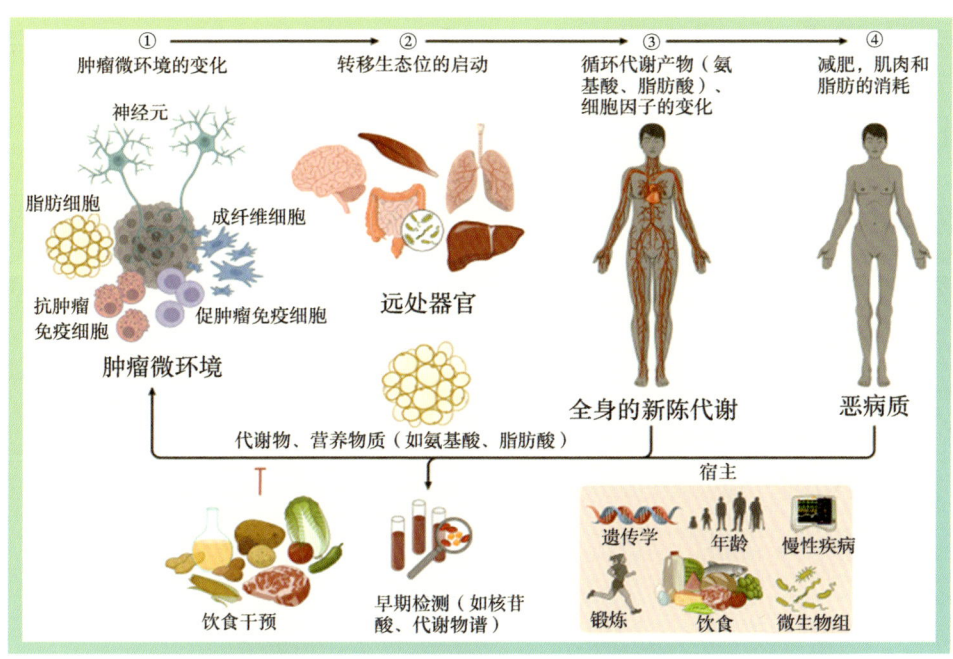

图 2-1　局部病变的全身性疾病

一、全身性疾病的局部反应

肿瘤有良性、恶性之分，其中癌症是恶性肿瘤的统称。来自上皮细胞的恶性肿瘤称为癌，如腺癌、鳞状细胞癌，来自间叶组织的恶性肿瘤称为肉

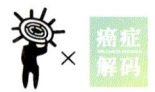

瘤，如纤维肉瘤、平滑肌肉瘤；此外还有白血病、霍奇金病等。简单地说，癌症命名＝部位＋组织来源＋癌（图2-2）。

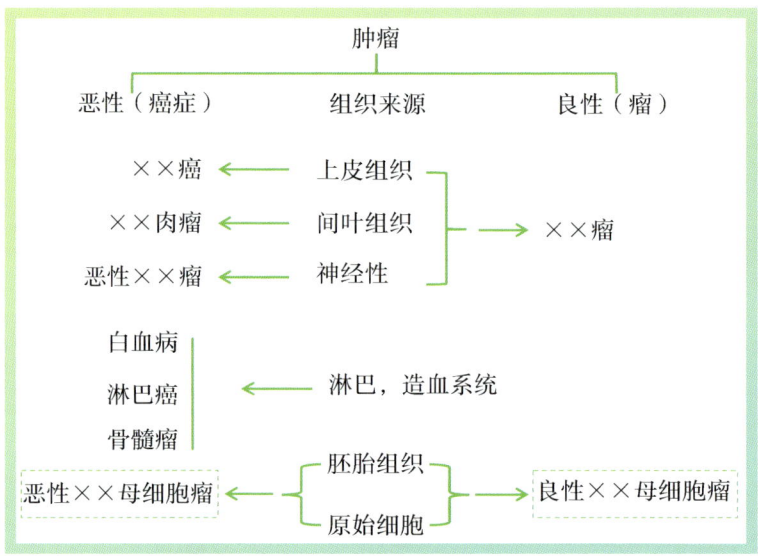

图2-2　肿瘤命名原则

从肿瘤命名可知，肿瘤发生在何处，来自何种组织（细胞），属于什么性质，局部病变便一目了然。

随着肿瘤研究的深入，越来越多的证据表明，仅仅依据癌症起源器官来命名已不能满足现代精准肿瘤治疗（precision cancer therapy）的需求，需要重新思考肿瘤的命名方式（如分子分型）。

二、癌症的共同特征

尽管有数百种不同类型的癌症，但所有癌症几乎都具有下列10个共同特征（图2-3）。

（一）维持增殖信号

癌细胞会持续复制和生长，而正常细胞则不会。人体由数十万亿个细胞

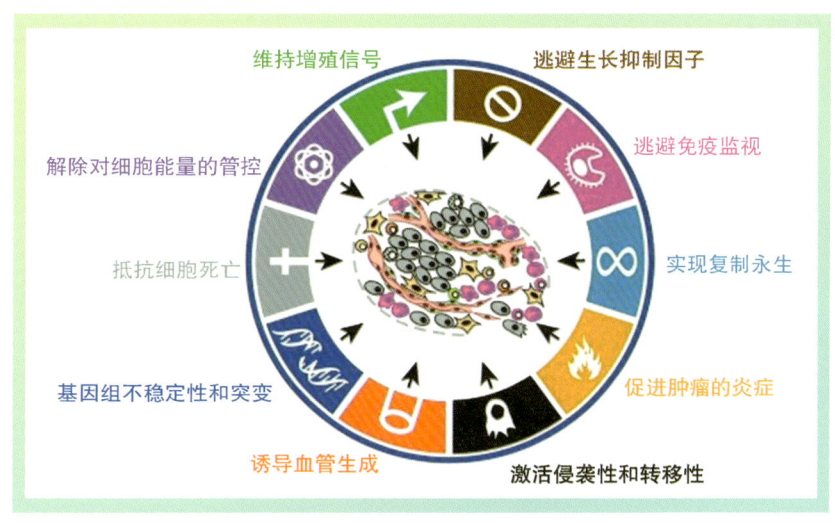

维持增殖信号　　逃避生长抑制因子

逃避免疫监视

解除对细胞能量的管控

实现复制永生

抵抗细胞死亡

促进肿瘤的炎症

基因组不稳定性和突变

诱导血管生成　　激活侵袭性和转移性

图 2-3　癌症十大生物学特征

组成，这些细胞生长必须受到严格的控制和协调，以维持新生细胞和凋亡细胞之间的动态平衡。当癌症发展过程中这种微妙的平衡被打破时，就会导致癌细胞异常聚集。正常的细胞生长受到激素信号通路的严格调控，而激素信号通路是由基因控制的。有促进生长的基因（癌基因），也有抑制生长的基因（抑癌基因）。这两种基因的作用就像汽车的油门和刹车。原癌基因加速生长，抑癌基因减缓生长。在正常情况下，这些基因相互平衡运作。

如果原癌基因被过度激活（就如踩下油门）或者抑癌基因被抑制（如同把脚从刹车踏板上松开），就可能出现异常生长。在某些正常情况下，如伤口愈合时，生长通路会被短暂激活一段时间。一旦伤口愈合，生长应再次放缓，恢复常态。但是癌细胞保持着这种增殖信号，即使在对身体不再有益的情况下仍继续生长。当基因突变导致原癌基因过度激活时，它们被称为癌基因，其中一个被证实的癌基因就是 20 世纪 70 年代发现的第一个 *src* 基因（肉瘤基因，sarcoma gene）。

癌细胞在发生发展成长为肿瘤的过程中，不仅不断吸收所到之处的所有营养物质，还面临着许多挑战。在癌症发展的不同时期，癌细胞必须增殖，

长出新的血管，从原位分离并转移。而单独的基因突变通常不能够完成所有这些事情，因此需要其他因素的参与。

（二）逃避生长抑制因子

身体中有许多正常基因积极抑制细胞生长。第一个抑癌基因（*Rb*）是在视网膜母细胞瘤中发现的，视网膜母细胞瘤是一种罕见的儿童眼癌。抑癌基因突变失活时，细胞生长的"刹车"，细胞得以不受控制地生长，从而导致癌症的发生。

癌症中最常见的一些受影响的肿瘤抑癌基因，包括 *p53*（在多达 50％的人类癌症中发生变异）、*BRCA1* 和 *BRCA2*（估计占乳腺癌总数的 5％）。

（三）抵抗细胞死亡

组织的生长是新生细胞超过死亡细胞的结果。当正常细胞变老或受到无法修复的损伤时，会经历一个程式化的细胞死亡过程，即"凋亡"。这种自然的细胞更替机制维持身体的平稳运转。例如，红细胞平均只存活 3 个月就会死去，然后被新的红细胞取代；皮肤细胞每隔几天更换一次。在人体内，衰老的或受损的细胞必须被剔除，以便腾出空间给代替的新生细胞。细胞凋亡是对细胞在超过其有效寿命后的有序处置。

细胞死亡要么通过坏死，要么通过凋亡而发生。坏死是一种无意的、不受控制的细胞死亡。如果你不小心用锤子砸到自己的手指，你的细胞会以偶然无序的方式死亡。严重时导致炎症，身体必然对其进行认真的清理。因此坏死是一种有害的过程，应当尽可能避免。

相比之下，细胞凋亡是一个需要能量的活跃过程。这种受控制的细胞清除对生存至关重要，因此细胞凋亡在生物进化过程中得到保留，从果蝇到蠕虫，从老鼠到人类，在活的生物体内均会发生。

作为控制细胞清除的重要机制，凋亡允许老化细胞（如皮肤细胞）死亡并被新生细胞代替，尽管牺牲的是个体细胞，但换来的却是整个机体活力的恢复。为了避免过度生长，清除的老化细胞数量必须与更新的替代细胞数量达到精准的平衡。然而，癌细胞能够抵抗凋亡，改变细胞分裂和细胞死亡的平衡，导致过度生长。如果濒临死亡的细胞较少，则整个组织可能会异常生长，这有利于癌症的形成和发展。

（四）实现复制永生

宾夕法尼亚大学维斯塔研究所的科学家伦纳德·海弗利克（Leonard Hayflick）经过3年的实验，得出了"细胞只能分裂有限的次数，然后就会停止分裂"的结论。现在已经知道，人类细胞的寿命确实有限，并不能无限繁殖。细胞寿命的这个极限被称为"海佛利克极限（Hayflick limit）"。

细胞通常复制40～70次以后就会停止。海弗利克正确地感觉到这是细胞老化的一种形式，这种老化发生在细胞核中，细胞核中包含染色体。2009年诺贝尔生理学或医学奖得主伊丽莎白·布莱克本（Elizabeth Blackburn）和卡罗尔·格雷德（Carol Greider）后来证明，细胞在向海弗利克极限方向进展时，用端粒（染色体末端的帽）"计数"复制的次数。端粒帽在细胞分裂过程中保护DNA，细胞每分裂一次，染色体的端粒就会变短一点。当端粒过短时，细胞就不再分裂，这时会启动细胞凋亡（程式化的细胞死亡）。这一过程为防止癌症不受控制地扩散提供了自然保护。细胞年龄不以年计，而是以细胞复制的次数来计算。

正常细胞寿命有限，而癌细胞却长生不死；它们和细菌一样，不受海弗利克极限的限制，可以无限地复制。癌细胞产生一种叫作端粒酶的酶，该酶可以增加染色体末端端粒的长度。因为端粒帽永不变短，癌细胞就可以肆意继续分裂。这阻断了细胞的自然年龄进程（衰老）和定期的细胞死亡（凋亡）。在细胞培养中，癌细胞可永远保持生长。

我们对癌症的理解要归功于一个名叫海瑞塔·拉克斯（Henrietta Lacks）的宫颈癌患者，1951年科学家从她的体内取出癌细胞（图2-4），在体外培养至今，成为了宫颈癌细胞系（HeLa细胞），主要用在疫苗、基因、癌症的研究和药物研发上。据说有超过5 000万吨的HeLa细胞被培养出来，成为超

过 6 万篇科学论文的主角。

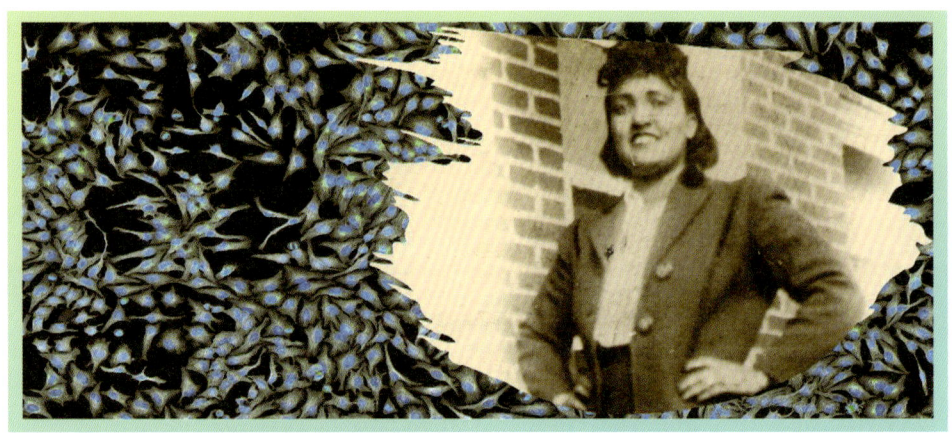

图 2－4　海瑞塔·拉克斯与 HeLa 细胞

正常细胞达到海佛烈克极限后不能进一步分裂，癌细胞却像数字文件一样可以无限复制，以 100％的保真度传送或复制它们。从一个有机体的角度来看，杀死有缺陷或老化的细胞系可以保持生命顺利运行。当细胞寿命超过其有效期限时，它们就会被杀死并被替换。癌细胞却绕过这一凋亡过程，实现了复制永生。

（五）诱导血管生成

血管生成过程会带来新鲜的氧气和营养，同时带走废物。随着肿瘤的生长，癌细胞离现有的血管越来越远，需要建造新的血管。

血管生成需要密切协调多种不同类型细胞的生长信号。必须用某种办法诱导现有的血管生长出分支，包括生成新的平滑肌细胞、结缔组织和内皮细胞层。肿瘤要想生长，就必须完成这些令人难以置信的复杂任务。因此肿瘤血管生成是一个相当复杂和协调的过程，也是癌症进展的一个重要标志。这个过程不仅支持肿瘤的生长，还为癌细胞转移提供了途径。

（六）激活侵袭性和转移性

侵袭性和转移能力是癌症致命的原因，大约占癌症死亡数的 90％。一旦癌症转移，原发肿瘤的状况如何就无关紧要了。不能转移的肿瘤被称为良性肿瘤，因为它们通常容易治疗，几乎不会致命。如果没有转移的特征，癌症与其说是严重的健康问题，不如说是一种讨人烦的小纠缠。

转移需要完成多个复杂过程。首先，癌细胞必须从原发肿瘤中挣脱出来。即克服周围细胞的黏附分子锚定，并通过正常组织的基底膜才能侵入血流中。然后在血流中存活下来，定居在转移部位———一个完全不同于原发部位的外来环境。转移过程需要对现有的途径进行多种基因突变。在转移途径的每一步，癌细胞都会获得一套异常复杂的全新技能。

传统观念认为转移发生在癌症自然发展过程的晚期，即在原发肿瘤长时间生长之后。然而，新的证据表明，微转移可能从原发癌细胞早期脱落就开始了，但这些脱落的细胞通常无法存活。这表明，癌细胞从早期阶段就开始尝试侵袭和转移，但只有在适当条件下，它们才能成功地在新的部位生长。

（七）解除对细胞能量的管控

细胞需要一个可靠的能源供应来完成每天数百项日常的家务工作。细胞能量储存在一种称为三磷酸腺苷（ATP）的分子中。有两种方法将葡萄糖代谢为能量：有氧代谢（有氧呼吸）和无氧代谢（厌氧发酵）。在有氧代谢中，葡萄糖和氧在一起通过一种称为氧化磷酸化（oxidative phosphorylation）的化学过程，燃烧产生 36 个三磷酸腺苷分子，并释放出二氧化碳。氧化磷酸化在细胞的"发电厂"（线粒体）中进行。

当缺氧时，细胞通过一种称为糖酵解的化学过程燃烧葡萄糖，这个过程仅产生 2 个三磷酸腺苷分子和乳酸。

对于每个葡萄糖分子，线粒体氧化磷酸化产生的能量是糖酵解的 18 倍。由于这种效率的提高，正常细胞在有足够氧的情况下几乎总是使用氧化磷酸化。但奇怪的是，癌细胞却并不如此。癌细胞即使在有足够氧的情况下，也使用效率较低的糖酵解途径。这种情况极为普遍，发生在大约 80％的癌症当中被称为瓦氏效应（Warburg effect）。

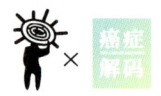

由于瓦氏效应（有氧糖酵解）的能量效率较低，肿瘤需要不计其数的葡萄糖来维持它的新陈代谢。作为补偿，癌细胞在细胞表面出现同样不计其数的葡萄糖转运蛋白（GLUT1），这增加了癌细胞从血液中吸收葡萄糖的速度。正电子发射断层显像（PET），正是利用了癌细胞对葡萄糖的亲和力来进行癌症的诊断。带放射性标记的葡萄糖被注入人体内，给细胞一定的时间吸收这些葡萄糖，然后进行扫描，扫描显示出那些吸收葡萄糖速度更快的区域。这些"热点"便是癌症活动的证据。

（八）逃避免疫监视

免疫系统是机体抵御癌症的重要防线，它能主动寻找并摧毁癌细胞。例如，正常情况下，免疫系统中的自然杀手细胞不断地在血液中巡逻，警惕外来入侵物，如细菌、病毒和癌细胞。因此，免疫系统受损的患者，如 HIV 阳性或服用免疫抑制药物（如器官移植接受者）的患者更有可能患上癌症。

为了生存，癌细胞必须通过多种机制逃避免疫系统的识别和攻击，因为免疫系统的作用就是要杀死它们。当肿瘤在组织内部生长时，它可能屏蔽掉了必须穿透该组织的免疫细胞。然而，当癌细胞在血液中扩散时，它会直接暴露，并不断地被敌对的免疫细胞团团包围。因此，肿瘤细胞通过修饰自身表面抗原，募集抑制免疫细胞及分子等方式来逃避机体免疫系统的监控、识别和攻击，从而实现免疫逃逸，继续分裂生长。

（九）促进肿瘤的炎症

炎症在肿瘤进展的早期阶段是明显存在的，并且能促进初期病变发展成为癌症；炎症细胞释放化学因子成为癌症的帮凶，如释放生长因子可维持癌细胞持续增殖；释放生存因子可抑制癌细胞死亡；释放促血管生成因子和细胞外基质降解酶有利于肿瘤血管生长、癌细胞浸润和转移。

（十）基因组不稳定性和突变

基因组不稳定性和突变为大多数人类癌症细胞所固有，对肿瘤发生发展至关重要。上述所列举的多种生物学特征在很大程度上依赖于肿瘤细胞基因

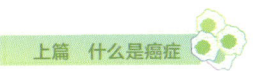

组的一系列改变。同时基因组不断突变也是癌症治疗出现耐药的重要原因，如绝大多数晚期表皮生长因子受体（EGFR）阳性肺癌患者最终产生耐药，其中一半是由于 T790M 突变所致，这增加了癌症治疗的复杂性。此外，异常的表观遗传修饰（如 DNA 甲基化和组蛋白修饰）影响基因表达调控，触发非突变性变化，进一步促进基因不稳定性和肿瘤进程。

总之，上述共同特点既是癌细胞生存的关键因素，也是殃及全身的主要原因。因此不论哪个部位发生的肿瘤，除了累及器官的症状外，往往伴有全身性或系统性的生理功能异常。过去，比较偏重局部病变和局部治疗，认为手术直接切除肿块就会立竿见影。其实这种认识是非常片面的，因为癌症的发生发展过程，首先是全身疾病的局部表现，后期则对全身各系统产生广泛影响，出现诸如消瘦乏力、发热等各种症状。因此，癌症治疗不能仅局限于肿瘤本身，应坚持局部与整体治疗的有机统一，既着眼局部根除，又重视全身治疗。例如，乳腺癌治疗已由过去的根治手术发展为改良（简化）根治术或保乳手术，更加重视全身综合治疗力度，从而提高了整体疗效。

第三章 癌症是突然发现，而非突然发生

癌变是一个很复杂的进化过程，通常需要经过几十年的时间。在这个过程中，机体的正常组织细胞通过逐步演变，最终形成具有恶性表型的肿瘤。首先是正常细胞转化为癌细胞，以癌细胞产生为标志（癌症发生），其次是癌细胞生存并不断增殖形成肿瘤，以癌灶出现为标志（癌细胞发展），第三是癌灶要么被完全清除、要么远处转移进入晚期（癌症转归）。

一、一个癌细胞发展为癌需要多长时间

从正常细胞→癌细胞→癌，常常要经过激发、促进和进展等阶段。激发阶段至少需要"二次突变"：第一次突变可在生殖细胞或体细胞发生，虽不足以致癌，却是致癌的必要条件；第二次突变一般都发生在体细胞。如遗传性视网膜母细胞瘤的二次突变先后发生在生殖细胞和体细胞，因而发病早、多为双侧、多病灶；散发性视网膜母细胞瘤则二次突变均发生于体细胞，经历自然选择压力"适者生存"而成为癌，表现为发病较晚、多为单发、病灶单一。癌细胞在促进阶段不断分裂增殖，当遇到合适的生长环境时便逐渐形成临床可见的肿瘤，该过程需要很长时间甚至很多年。进展阶段则是肿瘤不断增殖扩展甚至发生转移的过程。

癌症的发生发展是一个长期、慢性、多阶段、多步骤过程，从正常细胞演变为癌细胞、再形成危及机体健康的肿瘤，通常需要 10～20 年，甚至更长时间，绝非突然发生。如图 3-1 所示：当一个癌细胞不断分裂增殖大约经过 30 次分裂后肿瘤细胞数可达 10^9 个（10 万个细胞、直径 1 cm），若直径 1 cm 的肿瘤继续分裂 10 次，癌细胞数会增加到 10^{12} 个（1 kg 左右）足以威胁生命。因此，癌症的发生需要时间的积累。

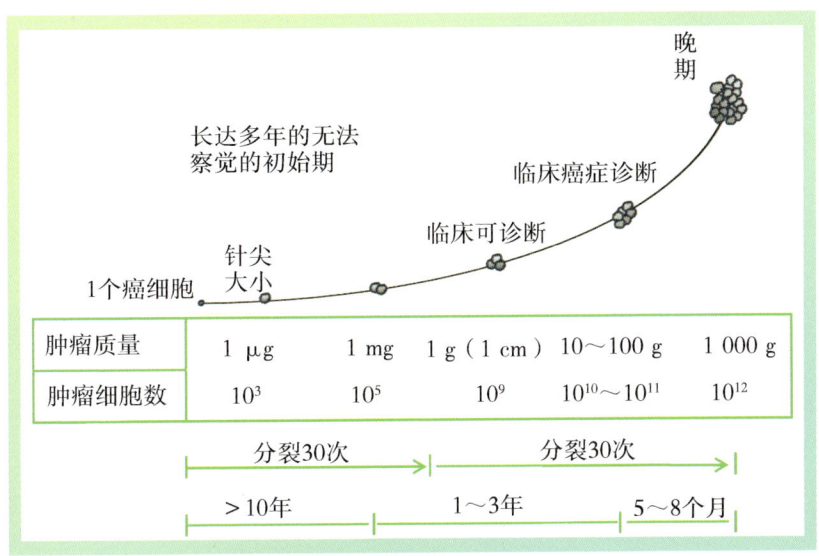

图 3－1　肿瘤细胞分裂与生长

流行病学调查显示，年龄是癌症发生的一个重要因素。在美国，70 岁男性死于结肠癌的风险比 10 岁儿童高出大约 1 000 倍。同时，从不同年龄段的癌症发生率统计发现，随着年龄的增长，癌症发病率迅速增加，提示许多常见癌症需要经过几年或几十年的发生发展（图 3－2）。

肿瘤生长速度与分裂时间长短（倍增时间）相关，不同肿瘤倍增时间不同，如肺腺癌为 90 天、肺鳞癌为 180 天、小细胞肺癌为 30～45 天，倍增时间越短其恶性程度越高。癌症其实是名副其实的慢性病，人们有足够长的时间做到癌症早预防、早发现、早治疗。

二、癌症形成要经过哪些阶段

肿瘤学研究证明癌症发生发展是一个多因素、长时间、渐进式的多阶段过程。在这一有序、连续的演进过程中，每一个新阶段的启动必须有附加的遗传学或表观遗传学改变，从而获得生存优势、克隆扩增。这些处于不同异常阶段的细胞，反映了细胞逐步从正常组织过渡到越来越具有侵袭和转移等

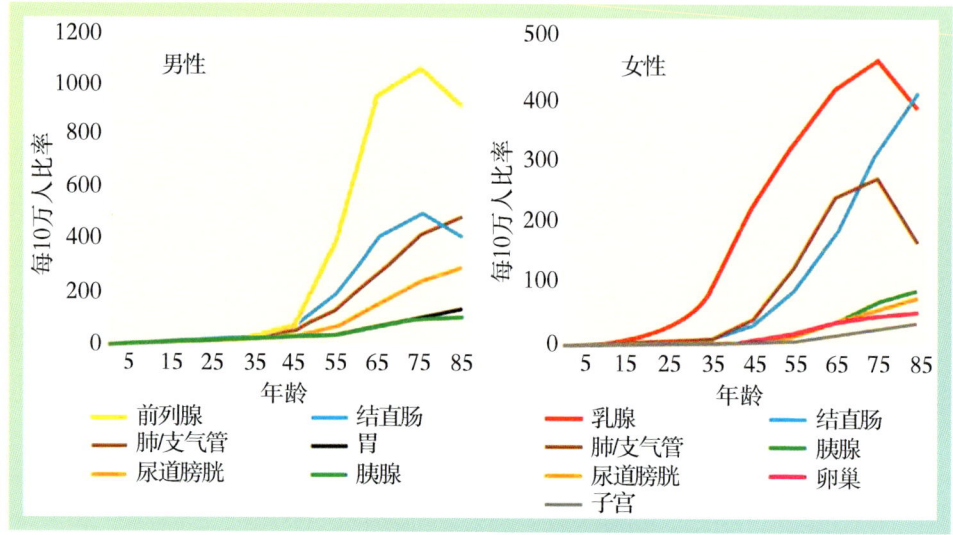

图 3 - 2　不同年龄阶段的癌症发病率

恶性状态的过程，每一个表型代表肿瘤发生发展中的一个阶段。

（一）肿瘤病理形态学显示癌变多阶段

肿瘤组织病理学观察表明，癌变的最早期改变是增生（hyperplasia），此时细胞过度增殖，细胞数量异常增多，形态上与正常组织无明显差异；其次是化生（metaplasia），尽管与正常组织差异不大，但有进一步恶性演进倾向；当出现不典型增生（dysplasia），细胞形态异常、核质比例增大、细胞分表增强，即为患前病变（precancerous lesion）。当病变进一步发展形成原位癌（carcinoma in situ）、浸润癌（invasive carcinoma）和转移癌（metastatic carcinoma）（图 3 - 3）。

（二）动物实验证明癌变至少三个阶段

从 20 世纪 40 年代化学致癌物诱导小鼠皮肤癌的实验中，癌变至少要经过激发（initiation）和促进（promotion）两个阶段（图 3 - 4），随着研究的深入人们认识到，癌变过程除了激发和促进外，还需要增生细胞进一步恶性转化和演进（progression）。

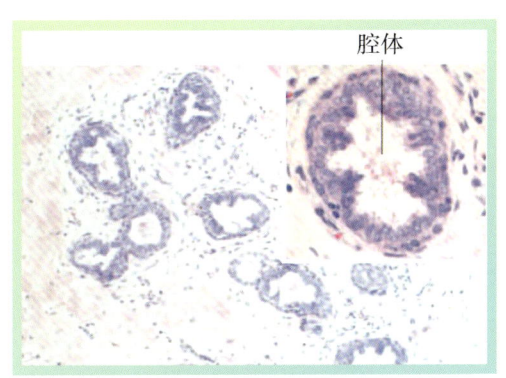

A. 正常上皮组织

B. 增生上皮组织

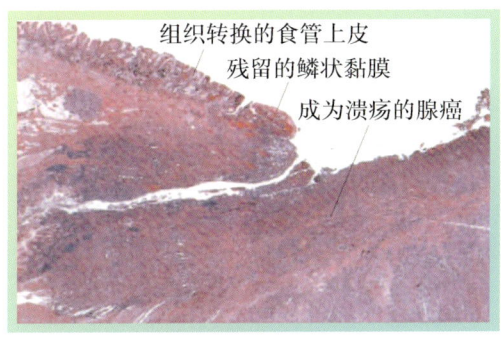

C. 上皮细胞化生

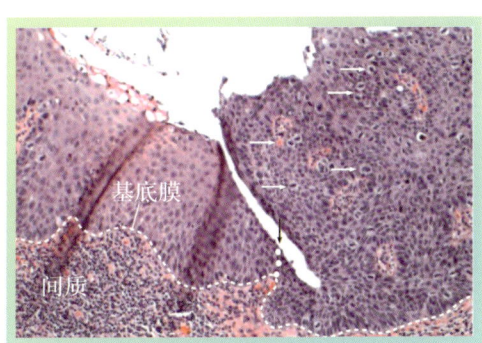

D. 不典型增生

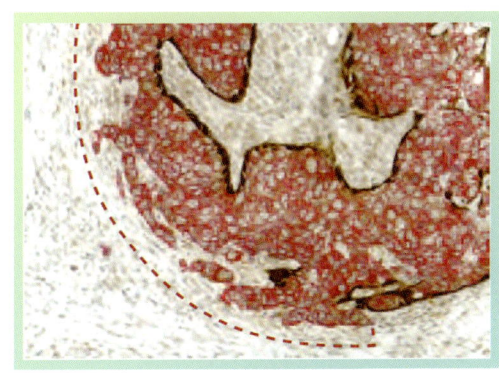

E. 原位癌

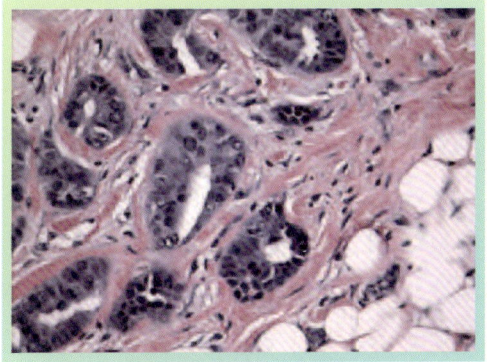

F. 浸润癌

图 3-3　不同癌变阶段的病理形态特点

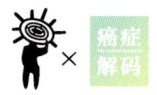

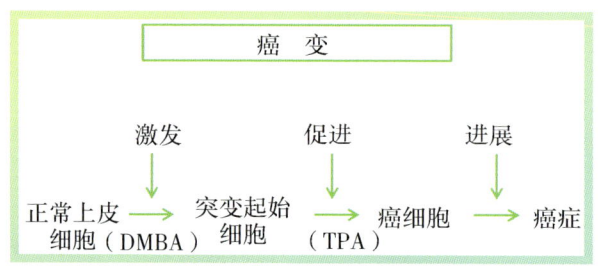

图3-4 动物诱癌模型

（三）细胞分子生物学证明癌变多阶段

在正常人体细胞朝着肿瘤性生长状态进化的漫长时间内，它们经历了长期连续的生长分裂周期循环。然而，如此激烈的增殖方式与正常人类细胞的基本特征相冲突，正常人类细胞只被赋予了有限增殖的能力。一旦正常人类细胞耗尽所允许的细胞倍增次数的配额，这些细胞群体里的细胞将会停止增殖，甚至会进入细胞凋亡。因此，为了形成肿瘤，初期的癌细胞必须通过突变来突破正常情况下会限制它们增殖潜能的屏障，通过某种方式获得异常大量的生长分裂周期循环，展现无限增值的潜能（永生化），才能成功完成肿瘤的多步骤致瘤过程（图3-5）。

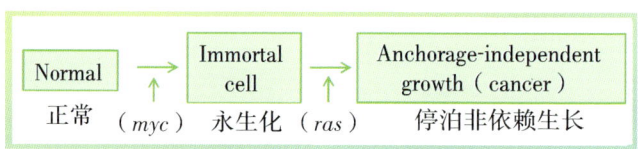

图3-5 细胞生物学多阶段模型

事实上，体外培养后进行生长的癌细胞通常具有永生化特性，表明永生化是癌细胞进入恶性生长的必要条件，也是形成肿瘤的先决条件。单独用 *myc* 基因或 *H-ras* 基因转染大鼠胚胎成纤维细胞是不能使之恶性转化的，但将 *myc* 与 *H-ras* 基因共同转染时则发生了恶性转化，说明 *myc* 和 *H-ras* 基因通过不同方式影响着细胞表型，每个基因单独作用时能使细胞产生某种表型变化，二者共同作用，则相互协调使细胞癌变，如 *ras* 基因诱导细胞停泊非贴壁依赖性生长（*anchorage-independent growth*），导致细胞失去接触抑制，而 *myc* 基因使细胞永生化（*immortalization*），不依赖生长因子调控。

因此，细胞分子生物学（体外试验）研究为体内细胞多级转化模型奠定了基础，也为细胞癌变多阶段提供了实验证据。

（四）肿瘤多阶段的遗传学变化

科学家们在研究中发现，人体结肠组织从正常到癌变进展过程中，上皮细胞不断积累越来越多的遗传学改变（图3-6），显示了特异性基因的改变和癌变发生发展的关系，说明大部分结肠癌起始于5号染色体的改变，随后通过不同的遗传途径实现完全癌变。

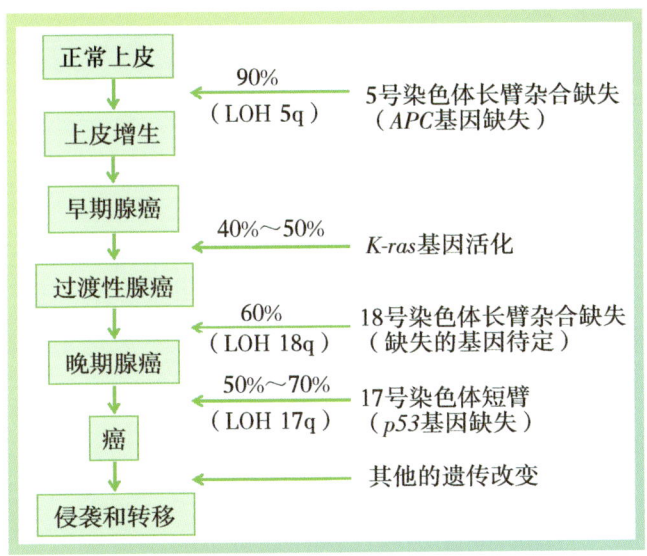

图3-6 结肠癌发生发展多阶段变化

（五）癌前病变是癌变多阶段的关键点

一般认为，从正常细胞发展到癌细胞都会经历"正常→增生→非典型增生→原位癌→浸润癌"的过程，其中非典型增生则是良性转恶性的"中间站"，由量变到质变的关键点，称为"癌前病变"。不同癌症的癌前病变也不尽相同，通常由不同因素造成，可以是先天遗传的，也可以是后天获得的。

遗传性癌前病变的发生与基因有关，如家族性腺瘤性息肉病、神经纤维瘤病等；后天获得性癌前病变则一般与不良生活习惯、感染或慢性炎症有关，如溃疡性结肠炎、长期宫颈慢性炎症、慢性皮肤溃疡等（图3-7）。

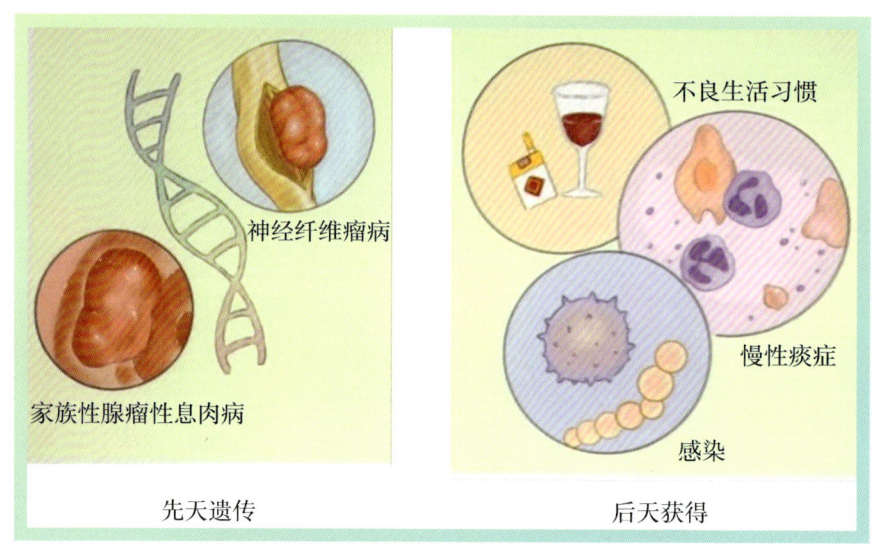

图3-7　癌前病变演变为癌的因素

因此，癌前病变作为癌症的"近亲"，有可能发展成癌，但有足够多的时间、机会和措施来阻止癌前病变朝着癌的方向发展。

原位癌已经进入癌的范畴，但与通常意义上所说"癌症"（浸润癌）不同。顾名思义，原位癌即病变局限在起始细胞范围内，没有突破基底膜、没有侵蚀周围组织。因此即使发生原位癌，通过恰当治疗完全可治愈，预后非常好，也能有效阻止细胞进一步癌变。

三、肿瘤分型、分级与临床分期有何意义

肿瘤分型、分级和分期是目前评价肿瘤生物学行为和癌症病情最重要的3项指标。其中肿瘤分型（classification）主要根据瘤细胞与其来源组织的相似或接近正常组织的程度进行病理学分类，如来自鳞状上皮细胞者称为鳞

癌、来自腺上皮细胞者称为腺癌。而肿瘤分级（grading）是根据肿瘤组织的分化程度或异型性（atypia）大小进行分级，如鳞癌分Ⅰ、Ⅱ、Ⅲ、Ⅳ级。临床分期（staging）既反映了癌症进展程度从早期、中期到晚期的递增过程，也为临床选择合理治疗方案、提高治疗效果和判断预后提供了科学依据。临床上根据原发肿瘤大小、浸润程度、有无邻近器官、局部或远处淋巴结转移等分期以评判肿瘤进展、转归和预后。TNM分期是国际上广泛采用的肿瘤分期方法，T（Tumor）指原发瘤范围，N（Lymph Node）指区域淋巴结转移，M（Metastasis）指远处转移。癌症按TNM分为Ⅰ、Ⅱ、Ⅲ、Ⅳ期，Ⅰ期表示相对早期的肿瘤，分期（数字）越大表示肿瘤进展程度越高。需要强调的是，肿瘤确定诊断后，其病理进程往往会明显加速，只要通过积极合理的治疗仍可获得良好预后（表3-1）。

表3-1 肿瘤分型、分级与临床分期

	定义	描述举例	临床意义
分型	明确肿瘤的来源，即是从哪种正常细胞演化而来的，其判定依赖于肿瘤组织细胞与正常组织细胞的形态相似性	肺腺癌，EGFR高表达	明确细胞、免疫、分子分型，有利于选择可用的靶向治疗药物
分级	明确肿瘤与正常细胞的差异程度，主要就是通过肿瘤细胞的分化程度来决定的，分化越高，恶性程度越低	G2-中度分化	辅助判断治疗反应和预后
分期	以原发肿瘤的大小及浸润范围、局部淋巴结及远隔脏器、组织受累范围为判读依据，是反映肿瘤侵袭转移能力的临床可观察参数	$pT_2N_1M_0$，Ⅱ期	确定治疗方案和判断患者的预后

无论从癌变过程、病理演变和临床进展都充分表明癌症发生发展是一个漫长的过程，而非一蹴而就。只要了解了癌变过程并予以重视，去除不良生活方式、习惯，加强科学锻炼，完全可以预防癌症发生；坚持定期查癌体检，重视早期预警信号，特别是50岁之前（图3-8），做到早发现早诊断早治疗。

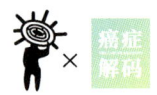

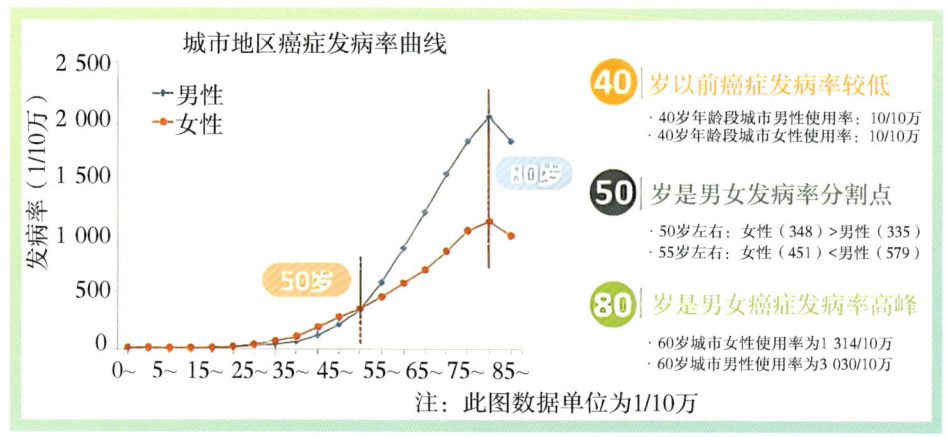

图 3−8　癌症发病率曲线图

肿瘤的分型、分级和分期是评价肿瘤生物学行为及临床进展程度的重要参数，其中分型、分级反映肿瘤细胞来源和生物学行为，分期则反映肿瘤临床进展，对癌症治疗的选择具有重要指导意义。

综上所述，癌症发生发展是一个长期、渐进的过程，从正常细胞演变癌细胞、再形成肿瘤，要经历多个阶段，有一个较长的潜伏期和发展期，如同原发性高血压病、糖尿病是一种慢性病。

中篇 癌症从何而来

　　"癌症从何而来"属于肿瘤病因发病学研究范畴。经过长达 100 多年的艰苦探索，现已明确癌细胞来自人体自身的正常细胞，而非外敌入侵。即正常细胞在致癌因素作用下转化为癌细胞。

　　长期以来，人们围绕正常细胞转化为恶性细胞的机制进行了深入研究，取得了不少里程碑的成果，形成了"种子与土壤""致癌二阶段""病毒致癌"和"癌基因"等多种学说，为癌症的发病机制、临床治疗和预防奠定了坚实的理论基础，为此本篇从癌变 1.0 范式、2.0 范式到 3.0 范式进行了阐述，详细解码：①癌症为什么难治？②癌细胞怎么转化来的？③癌症与什么因素有关？

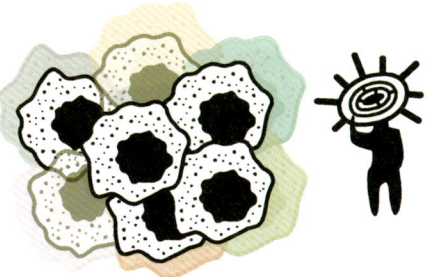

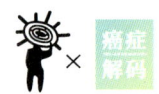

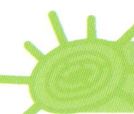

第四章　癌细胞来自人体正常细胞

一、癌症来自机体正常细胞

癌细胞不是外来物种，也不是从外界环境进入体内的，而是机体正常细胞的"变异"。因此凡属具有细胞分裂能力的组织、系统和器官都可能发生癌症（图4-1）。人体中，除了毛发、指甲未见癌症，心脏罕见癌症外，其他部位都存在患癌风险。

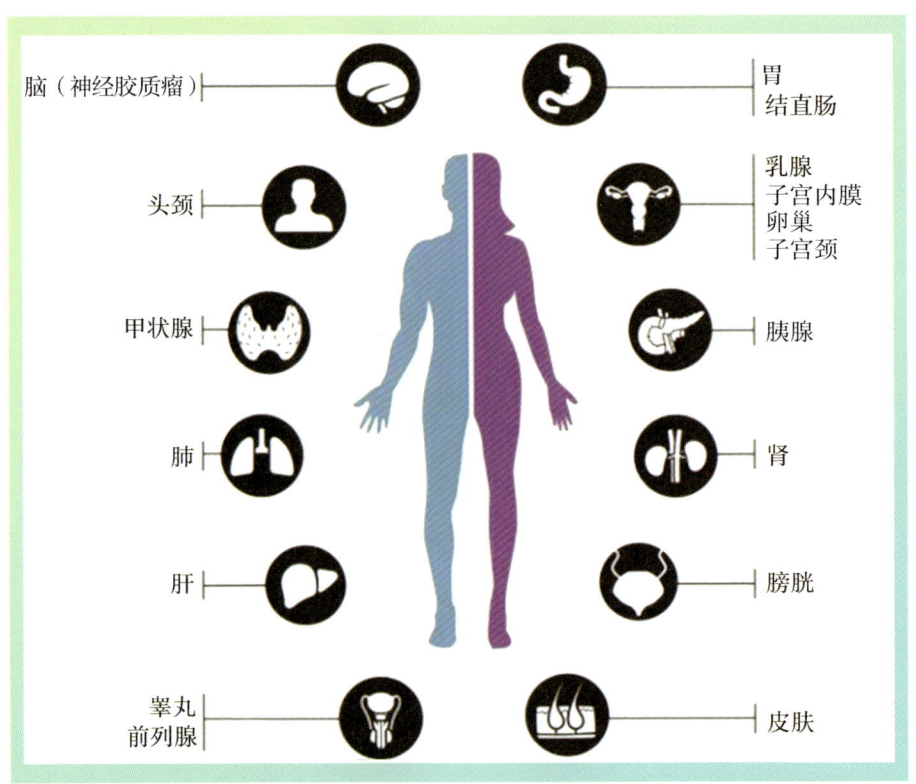

脑（神经胶质瘤）

头颈

甲状腺

肺

肝

睾丸
前列腺

胃
结直肠

乳腺
子宫内膜
卵巢
子宫颈

胰腺

肾

膀胱

皮肤

图4-1　人体癌症地图

大多数疾病只针对某个器官或系统。例如，乙型肝炎会侵犯肝脏而非脚部，阿尔茨海默病会侵袭大脑而非心脏。然而癌症却会攻击人体几乎所有细胞，说明身体的每一个细胞都潜伏着癌症的"种子"，癌变是每个细胞的固有能力，人体的每一个细胞几乎都可发生癌变，因此癌细胞实际上是来自机体自身的正常细胞。癌细胞从正常细胞变异而来就像"坏人"是从"好人"变过来一样，原本一个好人长期反复浸泡在不良的成长环境中，缺点和错误不能及时纠正，久而久之越积越多，渐渐演变成坏人。同理，肺上皮细胞变成肺癌、乳腺细胞变为乳腺癌等。因为癌细胞来源于正常的人类细胞，它往往保留有原始细胞的一些特征。例如，乳腺癌细胞和健康乳腺细胞一样可有激素受体（雌激素、孕酮），前列腺癌细胞和健康前列腺细胞一样产生前列腺特异性抗原（PSA）。

正常细胞变成癌细胞的一个根本原因是 DNA 损伤，而 DNA 损伤在 DNA 复制过程中最为常见，因此不会进行分裂的组织细胞相对来说很难孕育出肿瘤。例如，心肌细胞有多重途径使其无法分裂，几乎不产生明显的 DNA 损伤，这就是为什么我们几乎从未听说过"心脏癌"的报道。由此可见细胞分裂在细胞癌变中具有重要作用。

细胞分裂是生物体生长和组织维持的基本过程，当细胞分裂出现异常时可导致染色体变异、基因突变和细胞增殖失控从而引起癌变发生。细胞分裂就像一把"双刃剑"，既是生命的基本过程，也是诱发癌症的潜在风险。由此可见，凡属具有细胞分裂潜能的正常细胞都有癌变的风险。

二、慢性亚致死性损伤作用

在内外因素共同作用下正常细胞转化为癌细胞的过程中，慢性亚致死性损伤尤为重要。

慢性亚致死性损伤是造成正常细胞癌变的关键原因，即造成细胞 DNA 突变的损害，包括化学物质、病毒和辐射等，必须同时具备是慢性和亚致死

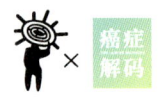

性两个特点。其一，所谓亚致死性是损害不能太大、也不能太小，一次毁灭性损害会杀灭所有细胞，使癌细胞根本没有机会发展成癌症；而太小的细胞损伤可被正常的 DNA 修复机制恢复正常，只有介于二者（生与死）之间癌症才会发生。其二，长期慢性损伤是致癌过程的关键原因，因为长期慢性损伤往往会引起细胞的炎症反应，导致不同程度的增生、不典型增生，最终可能引发癌变。如长期食用过烫的食物，对食管造成慢性损伤，食管黏膜经常处于不断地"损伤–修复""再损伤–再修复"过程，长此下去会促进食管黏膜上皮细胞慢性增生直至发癌；感染乙型肝炎病毒后，乙型肝炎病毒在肝细胞内不断复制，引起肝细胞变性、增生，最终导致肝癌。

实际上，任何慢性亚致死性损伤都可能导致癌症。巴雷特食管（Barrett esophagus）是这一原理的典型例证。这是最常见的胃食管反流病（GERD），也被称为反流，或通俗地说"烧心"。正常情况下，胃酸会潴留在胃里，不会回流到食管。胃黏膜能够承受人体产生的强酸，但食管的黏膜细胞不能。当胃酸向上倒流时，食管内壁受到损伤，引起烧心疼痛感。作为适应性反应，食管的细胞内膜会发生变化，变得更像胃和肠的细胞内膜那样，这个过程称为组织转化。

巴雷特食管常被认为是癌症的前兆，近几十年来发病率一直在增加。它以每年约 0.3％ 的比率转化为食管癌，比正常情况高出约 5 倍。值得注意的是，肥胖是导致胃食管反流病和巴雷特食管最重要的风险因素。

胃酸是胃中的消化液，是一种用来正常消化食物的液体。然而胃酸频繁跑到食管——它不该去的地方时，就引起麻烦，因为对食管长期的亚致死细胞损伤最终会导致食管癌的发生。

所有已知的致癌物（烟草、烟雾、石棉、烟灰、辐射、幽门螺杆菌和病毒）都是慢性亚致死性刺激物。具有讽刺意味的是，一些用于治疗癌症的方法也可以引起慢性刺激，从而导致癌症。外科手术也许是已知的最古老的癌症治疗方法。然而，即使所有的手术切缘都清理无遗，癌症仍可能在手术部位复发。手术伤口愈合的过程和伤口可能引发的慢性炎症，都有可能促使癌症复发。在一些罕见的病例中，癌症甚至可能在与之无关的创伤部位大量生长。有一个案例，一位患者跌倒后严重擦伤，2个月后，他被诊断为患有肺癌，而且肺癌已经转移到先前外伤的部位。这种现象称为炎症性肿瘤。

放射治疗会灼伤癌细胞，在足够高的剂量下，有可能治愈癌症。如果剂量不合适，不但不会杀死癌细胞，还有可能造成慢性亚致死性细胞损伤，反而可能引起癌症。据估计，约13％的乳腺癌患者会发生这种继发性癌症，其主要风险来自放射治疗本身。

化学治疗药也是众所周知的致癌物。化学治疗药如氯霉素、环孢素、环磷酰胺、美法仑、烷化剂和他莫昔芬等都被国际癌症研究机构认定为第1类致癌物。环磷酰胺是一种免疫抑制药，用于治疗血管炎和类风湿关节炎等自身免疫病，如同它有可能使某些类型的癌症的发病率增加高达4倍。

如今的标准抗癌疗法类似于远古的生存威胁：辐射（如同臭氧层形成之前的情况）、毒物和抗代谢物（如同营养挑战、周期性饥饿）。单细胞对这些威胁并不陌生，它们已经进化发展出有效的对策，能在这些艰苦的条件下繁衍生息。

尽管致癌作用力量强大，但人体的抗癌防御能力同样不容小觑。多细胞动物已经进化出一系列的癌症抑制机制来维持细胞的规则和秩序。这包括细胞凋亡（控制细胞死亡）、DNA修复机制、DNA监测、表观遗传修饰、有限的细胞分裂数量（海佛利克极限）、端粒缩短、组织结构和免疫监视。大多数情况下，这些对抗黑暗魔法的防御，足以保护我们远离癌症。但是，如果环境的影响将优势转向单细胞方面，癌症就可能发生。

三、癌症具有单细胞生物特性

癌症可以被看作是正常细胞回归到单细胞祖先状态，因此具有许多单细胞生物的特性。

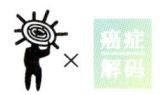

在地球生命形成的最初阶段，单细胞生物占据了整个地球，在这个阶段世界上没有我们今天所知的癌症。随着生物不断进化，单细胞开始组合在一起，形成了多细胞生物体，也随之出现了癌症。

据估算，地球上的生命起源于 38 亿年前，也许是地球形成后的 7.5 亿年。简单的有机分子可能是在地球早期大气层中自然形成的。斯坦利·米勒（Stanley Miller）在 20 世纪 50 年代进行的著名实验中复制了早期的地球大气层环境，他向氢、氨和水的混合物中放电，可以产生简单的氨基酸，但这些有机分子还不是细胞。

一种可以自我复制的分子核糖核酸（RNA），它们被包裹在一种称为磷脂双层膜中，这是所有现代人类细胞膜的基础，它有效保护了 RNA 免受外界恶劣环境的影响，使细胞得以自我复制。

生命的主要任务就是复制。即使是病毒，这种徘徊在生命定义边界上的非感知核酸片段，也有复制的生物任务。它们可能不完全是有生命的，但它们也被编程来进行复制，并且需要宿主细胞的帮助才能完成。

原核生物是从"原始场"中演化出来的最早和最简单的生物。又经过了 10 亿～15 亿年的时间才进化出更复杂的真核生物，这些真核生物具有像细胞核和细胞器这样的组织特征。特定的细胞核携带着繁殖所需的所有基因，而细胞器是亚细胞结构，它使特定功能得以分化，如蛋白质的生产和能量的产生。

细胞器线粒体为细胞提供能量，起源于独立的原核细胞。随着早期真核细胞变得更加复杂，线粒体可在细胞内以一种互利的关系生存。线粒体在细胞内受到保护，以三磷酸腺苷的形式产生能量，存在于除红细胞外的所有哺乳动物细胞中。

线粒体含有自己独特的 DNA，反映了它们作为独立细胞的起源。线粒体的功能是通过氧化磷酸化产生三磷酸腺苷，同时也是细胞凋亡的关键调控器，参与控制细胞死亡的机制。

在地球历史的早期（元古代），大气层基本上没有氧气，大多数细胞都以无氧方式产生能量。随着光合生物的繁衍，地球的大气层开始发生变化。来自阳光的能量与二氧化碳相结合，使作为废气被释放的氧气在大气层中慢慢地积累起来。

对于早期细胞来说氧气是有害的。正是这个原因，我们的身体拥有强大的抗氧化防御能力。线粒体利用氧，并通过氧化磷酸化来代谢葡萄糖，从而发挥了它的优势。这样既可以更有效地产生三磷酸腺苷，又能中和一部分有毒的氧。因此，现今的哺乳动物细胞同时具有有氧（氧化磷酸化）和厌氧（糖酵解）两种能量生产的途径，其比例可以根据能量需求而进行相应的调节。

从简单的原核细胞到更复杂的真核细胞，包括特殊的细胞器和线粒体，是一个巨大的进化飞跃。原生动物（如酵母）是简单的单细胞真核细胞，但它们比细菌复杂得多，体积也大得多。在地球生命史的前半段，所有的生物都是单细胞生物。

单细胞有机体是自私且自立的生物，它们自己生活、成长、繁殖，几乎所有事情都是靠自己来完成的。它们的主要任务是自身的生存和繁殖。为了获得成功，单细胞生物与周围细胞争夺资源，但是细胞合力工作比单独工作具有更大的优势，这也为多细胞生物的演化铺平了道路。

多细胞生物大约在 17 亿年前进化而成，很可能最初是单细胞真核生物的简单聚合体或菌落。随着时间的推移，细胞间的互利合作使其得以实现专业化，从而形成了真正的多细胞生物。专业化、劳动分工和细胞间通信，使得这些生物比简单的单细胞生物更大、更复杂、更有能力。人体中包含了200 多种这样的特殊细胞，这些细胞大致可分为 5 类：上皮组织、结缔组织、血液、神经组织和肌肉。

但是这种新的复杂性，要求单细胞合作遵循新的规则。当单个细胞聚集在一起时，它们必须像大城市中的独立个体一样，学会共同生活和工作。单

细胞有机体就像生活在树林里的独居者，他可以随心所欲地做他想做的事，周围没有人在乎。如果他愿意，他可以整天光着身子到处走动。而多细胞生物就像人口稠密的大城市，必须靠规则来管理社会可接受的行为。赤身裸体四处游荡的人可能会被抓捕。在人类社会中，集体的利益重于个人利益，个人必须服从社会的法则。作为牺牲一些个人自由的回报，社会发展出了专业化、责任分工和信息交流。这种不断增加的社会复杂性，使城市和国家能够更好地主宰其赖以生存的环境。

一个多人的城市或一个多细胞的生物，优先考虑对集体有利的决策。在城市里，有时需要某些人为了大众的利益做出牺牲，比如士兵、消防员和警察。同样，在多细胞有机体中，免疫系统的白细胞及一些其他细胞可能会为了整个机体的利益而牺牲。

细胞要想共同生活和工作，就必须遵守严格的合作与协调的规则。单细胞生物与多细胞生物的优先次序发生了显著变化。单细胞生物与其他细胞竞争以使自己受益，多细胞生物则与其他细胞合作，使构成有机体的整个细胞集体受益。

在细胞层面上，单细胞和多细胞生物体的差异表现在如下4个方面：生长、永生、移动和糖酵解（瓦氏效应）。

（一）生长

单细胞生物不惜一切代价地生长和复制。如培养皿中，细菌或酵母会持续生长和繁殖，直到资源耗尽。

相比之下，多细胞生物利用促进生长的基因（癌基因）和抑制生长的基因（肿瘤抑制基因）来严格控制生长。细胞只有在感知到正确的时间和地点后才会生长。

（二）永生

单细胞生物是永生的，因为它们可以无限复制。像酵母这样的单细胞生物，分裂的次数是没有限制的。只要条件合适，酵母菌就会无限地生长和复制。酵母系是永生的。

多细胞生物体中的细胞系则不允许永远存活下去。每次它们复制时，其端粒都会变短，当它们达到临界长度时，细胞就不能再分裂了。此时，细胞系已经衰老。分裂太多次的衰老细胞会通过凋亡程序死亡，一旦它们活过了其有效生命期，为了维护有机体的整体利益，它们就会被移除。

（三）移动

移动是单细胞生物的自然状态。它们没有特别的义务停留在任何特定的地方。它们四处移动，寻找最有利的环境。

单细胞生物采用被动移动的方式。例如，当条件不好时，酵母进入休眠状态，称为孢子，它可以被风刮起吹散。有的遇到一个良好的生长环境，会复活、萌发，有的则不会，继续处于休眠状态。例如，烤面包的酵母可能会在小塑料袋中保存数年，当放到温水中时仍会被重新激活。

与此相反，多细胞生物必须确保它们的细胞固定在适当的位置上，不能四处移动。细胞相互作用，相互依赖，所以它们必须在正确的时间处于正确的位置。肝脏依靠肺细胞吸收氧气，身体其他部位则依靠肝脏来为血液排毒。要使这项工作奏效，就必须各就各位。肺细胞不能跳到血液里，跑到肝脏闲逛。多细胞生物进化出一种被称为黏附分子的复杂系统，将细胞黏附在其适当的位置。

单细胞生物的默认状态是移动不止，而多细胞生物的默认状态是原地不动。移动发生在整个生物体的层面，而不是单个细胞的层面。生物体四处活动，但有机体内的细胞却不能移动。

（四）糖酵解（瓦氏效应）

能量的生成分为 3 个阶段：糖酵解、光合作用和氧化代谢。

地球早期的大气层基本上是缺氧（厌氧条件）的，因此，最早的能量生成方式是糖酵解。这个过程可以在无氧的情况下把 1 个葡萄糖分子分解成 2 个三磷酸腺苷和 2 个乳酸分子。所有现代人类细胞都保留了进行糖酵解的

能力。

能量转换的下一个主要进化步骤是光合作用，它大约在 30 亿年前出现。光合细菌的繁殖导致大气层中含氧量增加。

可用氧的增加为进化到第三种主要的能量生成方式奠定了基础：利用线粒体进行氧化磷酸化。氧化磷酸化用氧来燃烧葡萄糖，每一个葡萄糖能提供 36 个三磷酸腺苷，这与糖酵解只能产生 2 个三磷酸腺苷相比，是一次巨大的效率升级。当有氧可用时，现代人类细胞几乎无一例外地都会采用氧化磷酸化。虽然大多数单细胞生物运用更原始的糖酵解，但大多数真核细胞运用更为高效的方式。

生长、永生、移动和糖酵解（瓦氏效应）等四大特征与构成癌症四大特征的属性列表完全相同，这当然不是巧合，癌症的特征正是单细胞生物的特征。癌症虽然起源于多细胞生物体的细胞，但它们的行为与单细胞生物非常相似，这表明癌细胞与正常细胞的关系，就类似于单细胞生物与多细胞生物细胞的关系。

尽管癌细胞来自机体自身的正常细胞，且具有单细胞生物特性，但仍需要适宜的"土壤"和合适的条件才能发展，因此癌症是可以预防的。一切生命体都在不断进化，生命体的各种细胞也在不断进化，癌细胞也不例外。正如法国进化生物学家弗雷德里克·托马指出：癌症的出现是生命进化必须付出的代价，如果不可避免，那我们就努力让癌症"归顺"。

第五章　癌变机制的三大学说

人们对癌症的研究确实经历了很漫长的历史过程，已从过去的"黑匣子"状态过渡到如今的"蓝图"规划阶段，从而出现了多种癌变机制理论，归纳起来有 3 个重要的里程碑范式。

一、细胞过度生长说

癌症是细胞的异常过度生长，这是人们对癌症最早的认识，也被称为癌变原理 1.0（图 5-1）。该范式认为，癌症是由异形细胞组成，不受控制的肿瘤性增殖（neoplastic proliferation）。这种增殖与机体不协调、具有克隆性（clonality）和相对自主性（relative autonomy），且去除初始因素后仍能稳定传代。1868 年，病理学先驱魏尔啸（Rudolf L. K. Virchow）基于细胞学说和显微镜技术，结合对癌症患者尸检结果，首先提出肿瘤发生的细胞学说，指出"癌是细胞的疾病"，并建立肿瘤分类、瘤与非瘤鉴别标准，这些观点与方法成为沿用至今的经典。肿瘤是机体在各种致癌因子作用下，局部组织细胞克隆性异常增生而形成的新生物（neoplasm）。因此，最直接的办法就是抑制生长，由此产生了外科手术、放射治疗和化学治疗，这些治疗手段虽然在不断提高和改善但仍是癌症治疗方案的基础。

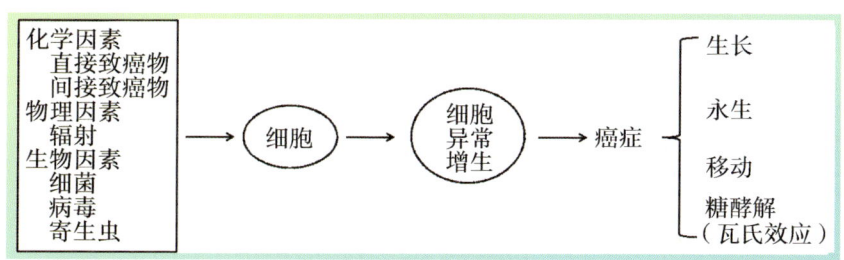

图 5-1　癌变原理 1.0

（一）手术切除

早在公元 2 世纪，亚历山大的莱昂尼德斯开展了一种合理的、分步的乳腺癌手术，随着外科技术和知识的增长，从 19 世纪开始局部肿瘤切除成为癌症治疗首选；直到 20 世纪初（1884 年），美国外科医生霍尔斯特德（William Halsted）开创了乳腺癌根治术，即在切除肿瘤的同时，切除一定范围的周围组织以减少肿瘤复发。现如今科学技术的进步使手术并发症不断下降，手术成为抵抗癌症的重要武器，在适当时机和适合情况下可达到理想效果。

（二）放射治疗

放射治疗是利用放射线治疗癌症的一种局部疗法。大约 70% 的癌症患者在治疗中需要用放射治疗，40% 的癌症患者可通过放疗根治，所以放射治疗在肿瘤治疗中的作用地位日益突出，成为癌症治疗的主要手段之一。19 世纪晚期是放射治疗发展最重要的时期，1895 年伦琴发现了 X 射线，1896 年贝克勒尔发现放射元素铀，1898 年居里夫人发现放射元素镭，3 位诺贝尔奖得主的发现都与电离辐射有关，为放射治疗技术发展奠定了基础。在 1896 年、1899 年和 1930 年先后首次用 X 线治疗晚期乳腺癌和皮肤癌、用镭治疗宫颈癌取得满意疗效，此后癌症放射治疗飞速发展。随着 CT 影像技术和计算机的应用，现在的放射治疗技术已由二维放射治疗（普放）进入三维适形放射治疗（3DCRT）和四维放射治疗，如立体定向放射治疗（SRT）和立体定向放射外科（SRS），放射定位精度更高。

（三）化学治疗

化学治疗是使用特殊的化学药物来杀灭癌细胞、而对正常细胞相对无损。它作用于全身，可杀死藏匿在身体不同部位的癌细胞。用化学治疗癌症始于 20 世纪初，当时主要通过小鼠移植性肿瘤模型进行天然化合物的筛选。癌症化学治疗的第一个突破是对芥子气的认识，芥子气曾在第一次世界大战中作为化学武器使用，士兵在暴露芥子气后体内白细胞大量减少，于是有人推断芥子气可用来破坏癌细胞达到治疗癌症的效果。经过动物实验和临床观察，1946 年公布了氮芥对淋巴瘤有明显抑制作用的研究结果。目前常用的化学治疗药物有几十种，机制各有不同，但统一的作用都是改变 DNA 的结构、干扰 DNA 的复制、抑制有丝分裂，阻止癌细胞增殖、浸润和转移。当然，化学治疗药物在主要杀死快速生长的癌细胞，也会损伤快速生长的正常细胞（如毛囊、肠胃内壁），导致脱发、恶心、呕吐等副作用。

二、体细胞突变学说

1914 年，德国生物学家鲍威尔（Theodor Boveri）根据遗传学知识和观察到的事实，提出了肿瘤体细胞突变学说，认为人和哺乳动物的体细胞突变是由染色体异常所致。后来科学研究证实 X 线可以引起体细胞突变而导致肿瘤发生，许多化合物致癌与致突变有关，并在肿瘤内陆续发现各种染色体畸变、数目异常和标记染色体。随后（1953 年）DNA 双螺旋结构的发现成为生命科学进入分子水平的标志，1971 年美国遗传学家克努森（Alfred G. Knudson）在慢性粒细胞白血病患者中发现 Ph 染色体（又称费城染色体）以及视网膜母细胞瘤、肾母细胞瘤均为基因（癌基因和抑癌基因）突变的事实，提出肿瘤基因突变假说，进一步发展了 Boveri 的体细胞突变理论，认为化学、物理致癌因子和 DNA/RNA 肿瘤病毒等都可通过整合、插入、直接结合方式改变宿主细胞的大分子结构，使宿主 DNA 发生突变而驱动癌变。

20 世纪 70 年代人们从 Rous 肉瘤病毒中分离出导致癌症转化的肉瘤基因——src 基因，这是发现的第一个病毒癌基因。20 世纪 80 年代初，人们采用细胞转化实验从人膀胱癌细胞中克隆了第一个人类癌基因——ras 基因，后来分别在 Harvery 鼠肉瘤病毒、Kirsten 鼠肉瘤病毒和人神经母细胞瘤中分离出 H-ras、K-ras 和 N-ras 癌基因。现已明确 ras 基因参与细胞生长分化和肿瘤发生发展，在实体癌中主要活化方式为 12、13、19、61 密码子点突变。除上述癌基因外，还有一类抑癌基因，如 p53 基因。p53 基因又称"基因组守护者"，是迄今发现与人类肿瘤相关性最高的基因，在 50％以上的人体肿瘤

中发现 *p53* 基因突变，其突变热点（mutation hotspot）多位于 DBD（DNA binding domain），最常见突变体有 R175、R248、R273，某些突变（正突变）会获得致癌特性（gain of function）具有癌基因功能，另一些突变（负突变）则失去抑癌功能。

上述研究和新发现对细胞失去控制生长的原因进行了科学解释，无论是癌基因的激活突变还是抑癌基因的失活突变，都加速了细胞的异常生长、导致癌症形成，这就是体细胞突变理论的核心，即癌变原理 2.0（图 5-2）。

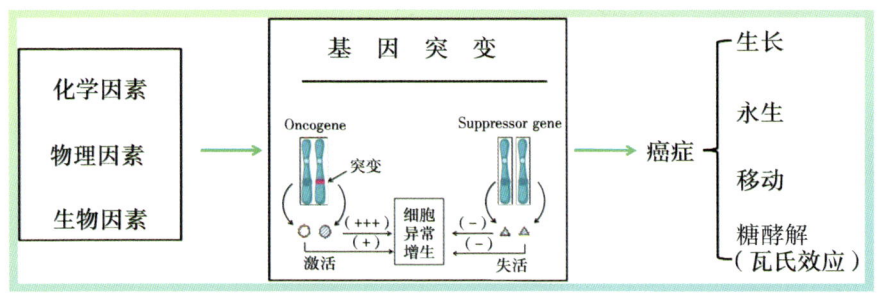

图 5-2　癌变原理 2.0

该原理认为：

（一）遗传性基因突变导致细胞癌变

最有利的例证是在 2 个患有慢性粒细胞白血病（CML）的患者中发现了相同的染色体异常情况。其中一条染色体总是比正常染色体小得多。这条染色体被命名为"费城染色体"（Ph）。当健康细胞正常分裂时，它们为每个新的子细胞提供完全相同的染色体。而在费城染色体上，9 号染色体的一部分最终出现在 22 号染色体上，22 号染色体的一部分出现在 9 号染色体上。这种异常几乎发生在所有的慢性粒细胞白血病患者中，并且仅限于慢性粒细胞白血病，其他类型的癌症都没有表现出这种特征。

正常的酪氨酸激酶应该根据情况准确地掌控"开关"，启动或停止细胞的生长。而费城染色体产生了一种被称为 bcr/abl 激酶的异常蛋白质，它只"启动"细胞生长而不再停止。这种不受抑制的生长最终导致癌症。基于这一发现，研究人员试图寻找一种抑制这种激酶的药物，后来研发了一种酪氨酸激酶抑制剂——伊马替尼（Imatinib），这是以遗传为中心的癌症治疗方法中无可置疑的超级明星。在伊马替尼问世之前，慢性粒细胞白血病每年导致大约 2 300 名美国人死亡。伊马替尼被投入使用后（2009 年），这一数字减少到每年 470 人。这种几乎没有什么副作用的口服药物非常成功，预示着一个全新的精准靶向化学治疗时代的到来。

伊马替尼的诞生，在科学上标志着癌症基因"治愈"新时代的到来。2001 年 5 月 28 日《时代》杂志宣称：抗癌战争有了新的弹药，称伊马替尼为"神奇的子弹"。这是一种全新而且效果更佳的治疗癌症的方法，通过锁定癌细胞特定靶点发挥作用。

这一癌症基因范式已经展现出它在这场严酷战斗中的能力：从开始寻找确切的基因异常，到识别异常蛋白质，再到研发一种中和这种蛋白质的药物，最终达到治愈这种特定癌症的目标。虽然慢性粒细胞白血病是一种相对罕见的癌症，但随着药物曲妥珠单抗（Trastuzumab）的研发，对抗一种主要的癌症，乳腺癌的另一个重大胜利即将到来。

此外，视网膜母细胞瘤抑癌基因中单个基因突变，导致儿童患罕见的眼癌；von-Hippel-Lindau 病肿瘤抑制基因的基因突变，导致患肾癌的风险显著增高；BRCA1/BRCA2 突变导致较高的患乳腺癌风险。这些案例显示了一种潜在的统一致癌机制，支持遗传性基因突变在癌症发生中的重要作用。

（二）单一突变难以将正常细胞变成癌细胞，需要多重突变累积参与

一个正常的细胞有多种修复 DNA 损伤的机制，当 DNA 损伤很小时，通常可以自行修复。但是当 DNA 修复跟不上 DNA 所受的损伤速度，那么 DNA 突变就会逐步累积，当几个关键突变聚合在一起时其结果就会是癌症。事实证明大多数常见癌症的发生需要多个"癌关键基因"（cancer-critical genes）突变的共同作用。也就是说癌症产生并非单一突变，也非 2 个、3 个突变。究竟要累积到多少突变呢？有资料显示：一是突变"因瘤而异"，平均约 4

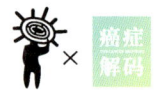

个突变导致肝癌，10个左右突变导致结直肠癌，大多数癌症有50～80个突变。2015年一项对2 000多个乳腺癌样本的分析发现有40多个驱动突变，表明基因突变在不同癌症之间是不同的。二是突变因人而异，例如不同乳腺癌患者都检测到11个基因突变，但突变的基因完全不同，彼此间几乎没有相似之处。

（三）"驱动基因"突变作为癌症直接原因在癌变中发挥重要的作用

基因组测序已知，每个肿瘤内都有成百上千的基因突变，而在这些基因中只有小部分是所谓"驱动基因"（driver gene），就像汽车的"引擎"使癌细胞比正常细胞更有生长优势；剩下的则是与肿瘤发生完全没有关系的"乘客基因"（passenger gene），据报道在人类2万多个基因中约有200个是常见的肿瘤驱动基因。因此寻找具有影响癌症驱动突变的基因是癌症研究的主要目标之一。2020年有文章报道，通过对来自66种癌症的28 076个肿瘤样本进行基因组分析，鉴定出568个癌症驱动基因，并观察到其中大多数基因具有高度特异性，其突变仅能触发几种肿瘤类型；小部分癌症驱动基因（TP53、PIK3CA、KMT2C、ARID1A、KMT2D、LRP1B、PTEN、RB1、FAT4、KRAS）每个的突变都能导致20多种不同类型的癌症，特别是TP53基因突变可导致50多种癌症发生。随着DNA测序技术的进步和生物信息学方法的发展，癌症驱动基因的发现速度越来越快，导致癌症驱动基因数量与人类已表征的癌症驱动基因数量之间存在巨大的知识鸿沟，因此全面解析已知癌症驱动基因驱动肿瘤发生发展及其机制，是目前癌症基因组学研究的重要挑战和努力方向。

（四）基因突变只是癌症发生的直接原因而不是根本原因

已知肿瘤中有很多突变，而且是不断随机累积的。但更重要的是为什么会发生这些突变呢？又是什么驱动力使这些突变密切合作、协调一致导致癌症呢？如图5-2所示，已知的癌症根本原因（化学物质、辐射和病毒）增加了突变率，使一些突变随机聚集导致癌症。从驱动基因的突变特征可阐明其致病作用及机制。例如，PTPN11 在骨髓瘤和其他肿瘤中存在大量错义突变，而且显著聚集在 SH2 结构域；肺鳞状细胞癌中，NFE2L2 在其 N 端出现 2 个狭窄的错义突变簇。抑癌基因 RB1 在膀胱腺癌中的突变特征完全不同，无义突变和影响剪接的突变多于错义突变。抑癌基因 PTEN 在胶质母细胞瘤中存在大量的无义和错义突变。

不同肿瘤的相同驱动基因的不同致癌机制，也可通过它们的突变特征进行揭示。例如，在胶质母细胞瘤中，EGFR 的错义突变倾向于聚集在其蛋白产物的细胞外区域，而在肺腺癌中，错义突变倾向于聚集在 EGFR 蛋白产物的酪氨酸激酶基因的结构域。

多个基因编码的蛋白质的某些结构域似乎优先受到十多种不同肿瘤类型的突变影响。在 42 种不同癌症队列中，p53 体细胞突变在 DNA 结合结构域显著富集，多于任何其他结构域。BRAF 是一个在大多数肿瘤类型的酪氨酸激酶域显著富集的体细胞突变基因。

对重要簇的概述表明，抑癌基因的簇更宽，原癌基因的簇更窄。在 496 例结直肠腺癌队列中，KRAS 密码子 12 和 13 突变中占 85％，在 257 例 AML 队列中观察到 IDH1 特别窄的簇，所有突变均影响 123 密码子。簇的宽度和位于其中的基因突变比例取决于癌基因在肿瘤发生的作用。相对狭窄的癌基因簇反映其存在相对较少的功能获得突变（gain-of-function mutation，GOFM）。在抑癌基因中观察到更广泛的簇，因为通常有更多的功能丧失突变（loss-of-function mutation，LOFM）。

至于基因突变是如何累积的，体细胞突变理论的回答是：①癌细胞快速增殖加速了突变的积累；②环境中的诱变因素增加突变概率，该作用也是可积累的；③关键突变累积发生只是运气不好所致，即"厄运论"（bad luck）。

综上所述，体细胞突变理论使人们对癌症的了解有了长足的进步，也为癌症开展基因靶向治疗提供了科学的理论依据。然而，癌症的基因突变存在

显著的异质性，几乎是由互不相关、各自特异的突变基因组成的大杂烩。不同类型的癌症有不同的基因突变；同一类型的癌症在不同患者中有不同的基因突变；同一患者的同一种癌症、同一肿瘤的不同部位具有不同的基因突变；同一患者的同一种癌症其原发瘤与转移瘤、不同部位的转移瘤有不同的基因突变。有些癌症有数百种突变，而有的一个也没有，如对210种人类癌症的研究发现了1 000多种不同突变，但其中73种癌症根本没有发现可识别的突变。这一现象对体细胞突变理论提出了很大挑战和质疑：为什么35％的癌症没有发生任何突变呢？值得进一步研究。

三、癌症进化/生态论

该学说（癌变原理3.0）认为癌症是为自身生存而战的终极细胞变异者，癌细胞的出现是一种人类返祖现象，即细胞返回到多细胞生物诞生之初的状态。

首先，根据双胞胎研究和移民流行病学调查认为，基因对大多数肿瘤易感性的影响很小。双胞胎是研究与遗传相关疾病的主要对象，因为他们可以提供最明确的证据。同卵双胞胎拥有相同的基因，而异卵双胞胎平均共享50％的遗传物质。在同一个家庭中长大的双胞胎，经历着相似的环境影响，通过对同卵双胞胎和异卵双胞胎的比较可以了解基因对癌症发病率的影响。瑞典、丹麦和芬兰曾对登记在册的双胞胎进行一项大型调查，发现遗传因素只占患癌风险的27％，表明导致癌症的主要风险。并非来自基因。同样，1940年前出生的携带BRCA1和BRCA2基因的人，到50岁患乳腺癌的风险是24％，而1940年以后出生的BRCA1/BRCA2基因携带者，到50岁时患癌风险上升为67％。进一步研究表明大多数常见的癌症中遗传因素只占风险的20％～40％（图5-3）。

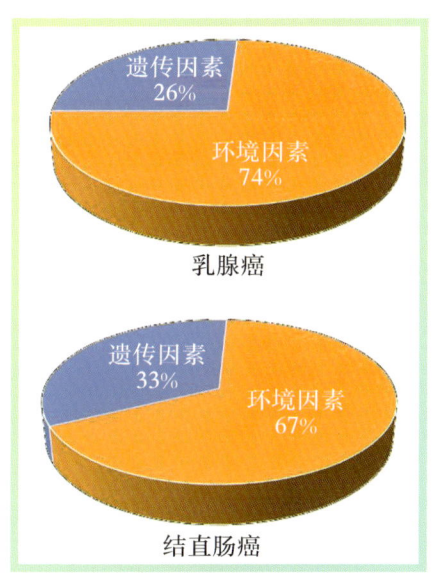

图 5-3　癌症致病因素

　　同时，移民流行病学研究对于分析癌症发生与遗传/环境因素的关系很有科学价值。例如，美国乳腺癌发病率比中国或日本高 2～4 倍，这一差异在移民群体中同样存在，一个移居旧金山的华人妇女患乳腺癌的风险成倍增长，在几代人的时间里，该移民家庭妇女的患癌风险几乎与旧金山白人妇女相同。同样，一位移居夏威夷的日本人患前列腺癌的风险较居住大阪的日本人高 6 倍。从这些常见移民癌发病的规律和特点可见，遗传倾向并非癌症风险唯一的根本原因。

　　其次，根据有些致癌物并非诱变剂，不改变 DNA 结构；同时在部分肿瘤中也未发现 DNA 突变，这些现象表明，癌症发生可能与表观遗传学改变有关。表观遗传学（epigenetics）是研究基因核苷酸序列不发生改变的情况下，基因表达出现可遗传的变化的遗传学分支学科，其主要研究对象包括 DNA 甲基化、组蛋白修饰、染色质重塑等。表观遗传在控制细胞行为方面扮演重要角色，决定着细胞分化过程，并受环境因素的影响，具有环境适应性

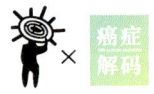

和遗传性。因此肿瘤表观遗传学已成为研究热点。许多已知致癌物就是通过表观遗传途径发挥作用的，如用致癌物处理细胞或动物后，全基因组甲基化水平显著下降，这是一种明显的表观遗传特征。在结肠癌中，高达 10％ 的蛋白编码基因与正常结肠细胞的甲基化程度不同，也证明了表观遗传在癌症发生中的重要作用。此外，一些癌症的发生似乎更多地受到环境因素的影响。例如，宫颈癌的遗传因素远没有人乳头瘤病毒感染那么重要；胃癌的遗传因素远没有幽门螺杆菌感染那么关键；间皮瘤的遗传因素也远不如环境中的石棉污染那么显著。

凡此种种提示：基因突变理论并不能全面解码所有癌症的发生机制，而细胞内在的基因突变和生长环境的外在选择压力共同影响癌症发生的认识（癌变原理 3.0），为癌症解码提供了一个更深入、更全面的理论框架（图 5-4）。

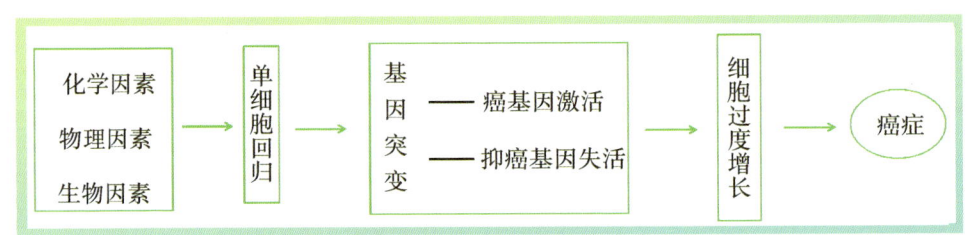

图 5-4 癌变原理 3.0

（一）进化与癌细胞如影随形，地球上最初的生命都是单细胞的

经过约 30 亿年的进化，从单细胞生物发展到多细胞生物，从植物到动物，从低级动物到高级动物，从猿人进化到智人；其间生物的基因组也从单细胞基因组进化发展出多细胞基因组、高级基因组，直到人类基因组。进化并非完全抛弃原有的系统，而是在已有基础上逐步适应完善的渐进过程，远古时代祖先的基因并未消失，而是保存在染色体中。当有种种原因（如长期抽烟等）唤醒一系列古老基因时，细胞穿越回到十几亿年前，重新变成了原始的单细胞生物。这种返祖的肿瘤作为一种单细胞生物，为了自我生存，会关闭细胞正常的凋亡机制、逃避免疫等，同时重启单细胞生存途径（无氧呼吸、失去接触抑制等返祖现象）。随着肿瘤细胞在体内扩散蔓延，其特有的多种生存能力按一定次序先后出现，破坏人体正常生理功能。这些生存能力出现顺序正如重演了生命进化的过程。同时，进化过程中的选择压力会引发基因突变，表现出进化所必需的遗传多样性。癌症基因组图谱显示单个肿瘤中存在显著的"基因突变多样性"，又称瘤内异质性（intratumoral heterogeneity）。肿瘤基因多样性不仅体现在空间上，还体现在时间上。已有研究显示在乳腺癌转移灶中检测到其 9 年前原发癌未曾出现过的 19 个新突变，表明肿瘤基因多样性是癌症进化的关键促进因素。当正常细胞变成癌细胞，在肿瘤生长环境的自然选择压力下"适者生存"，独立生存下来的癌细胞具有与细胞祖先相当的生存本能。正如最近提出的"基态理论"（ground state theory）强调外在和内在因素的汇集，产生推动癌症的细胞状态。所以癌症是多细胞合作的失败，是多细胞生物合作的核心特征（包括增殖抑制、细胞死亡、分工、资源分配、细胞外环境维持等）的崩溃（图 5 - 5）。

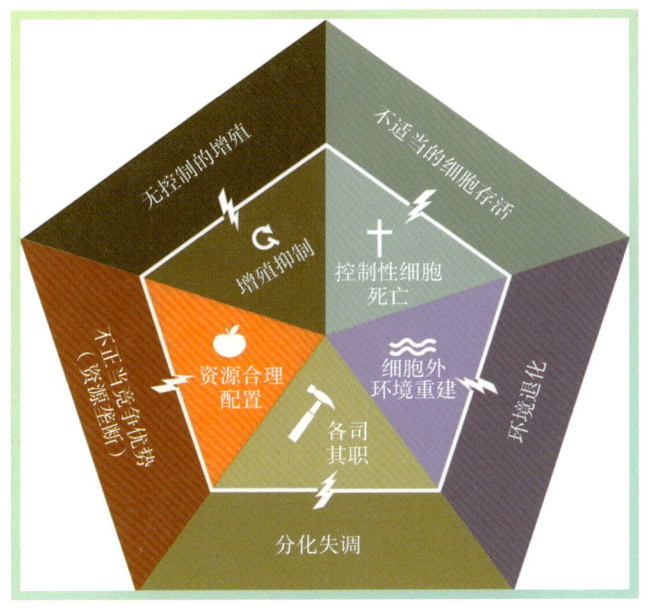

图 5 - 5　多细胞合作的 5 个基础

（二）癌症的致命性和趋同进化

全球每年约有2 000万人被诊断患有癌症，其中约1 000万患者通过局部治疗而治愈，另有1 000万患者无法有效治愈，这一群体中的每一个患者都有相同的趋同表型（convergent phenotype）：转移潜力和治疗耐药性（图5-6），这种跨患者的趋同进化（convergent evolution）可能是癌细胞为适应基因组中随机突变、表观遗传变化、染色体重排的可塑性，作为更快地进化到微环境中突然发生灾难性变化的一种手段，由此说明癌症进化本身是所有患者共有的关键适应。

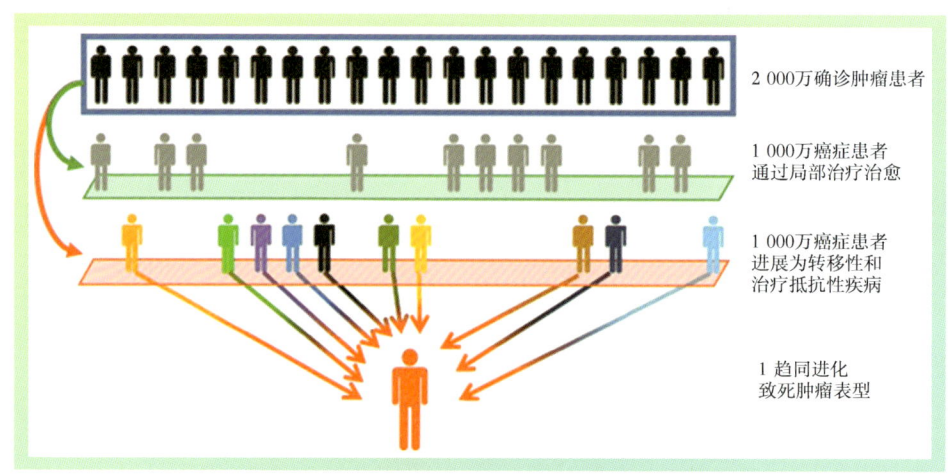

图5-6 癌症的趋同进化

（三）肿瘤生态系统提供癌变土壤

恶性肿瘤与宿主内环境共同构成可持续发展的肿瘤生态系统。身体作为癌细胞生存、死亡并随时间而变化的组织生态系统，既可提供癌细胞不断增殖的原料，也有免疫系统威胁癌细胞的生存。健康的组织生态系统促使正常细胞战胜癌细胞，然而当组织生态系统在外界因素（如老化、抽烟）影响下发生变化时，癌细胞便迅速适应变化后的环境，并在自然选择中传承。癌细胞不仅从宿主身体内获取生存资源，还加强癌细胞之间相互协调合作，以更好利用身体的组织生态系统；同时，癌细胞还演化出促进血管生成信号，穿透身体内各种膜结构，通过转移开拓和塑造新的肿瘤生态系统，这也是"癌组织结构场理论"（tissue organization field theory of cancer）的核心思想。

（四）表观遗传组是癌症风险的主要决定因素

表观遗传组（epigenome）或表观基因组是指不仅 DNA 序列包含遗传信息，其修饰也可记载遗传信息。因此基因表达不仅取决于 DNA 本身，还取决于不改变 DNA 序列的表观遗传修饰（基因组修饰）。

在细胞内部因素中，表观基因组是癌症风险的主要决定因素，它在发育和衰老的组织中不断重塑。事实上，调控因子的启动子超甲基化（hypermethylation）是体外转化细胞的特征性表观遗传变化，而重编程因子的短暂表达可驱动转基因小鼠中 DNA 甲基化和肿瘤发生的全局变化。

至少有 2 种广泛类型的表观遗传变化会影响细胞状态和癌症易感性。

第一种类型涉及在发育和衰老过程中发生的染色体和组蛋白标记的正常重塑。在胚胎中，特定的表观基因组构型在时间和位置受限的祖细胞（progenitor cell）中准备形成多样化的后代细胞，这些细胞分布在每个器官的各个解剖环境中。与年龄相关的表观基因组重塑也可能导致老龄化期间癌症风险增加。在正常组织中，DNA 甲基化的变化与年龄强烈相关。衰老造血干细胞的表观遗传变化强化了自我更新能力，阻碍了分化，形成了易于转化的基因组。

第二种类型包括组蛋白和表观遗传调控因子的突变，以及肿瘤抑制基因的转录沉默。组蛋白经常发生的突变改变了神经胶质瘤、肉瘤和淋巴瘤内的表观基因组模式，从而破坏了基本的 DNA 模板相关过程，包括基因转录和 DNA 损伤修复。表观遗传修饰因子的突变本身可能创造了一个适合转化的表观遗传状态。肿瘤抑制基因的表观遗传沉默，涉及抑制染色质的广泛区域，类似于大片段染色体缺失。

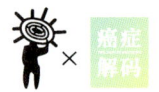

　　因此，正常的表观遗传状态发生改变，可导致癌基因活化，抑癌基因失活，促进癌症发生，认为癌症是一种由基因突变和环境因素共同驱动的进化疾病，形成了不同的癌症进化模型：线性进化（linear evolution）、中性进化（neutral evolution）、分支进化（branching evolution）、突变/随机进化（punctuated evolution）。这些模型用于解释肿瘤细胞在时间推移中积累遗传变异并通过自然选择过程形成不同的亚克隆群体。

第六章 癌症致病的内外风险因素

癌症的致病因素多而复杂，往往多因素之间相互作用。基于癌症起源、癌变机制的各种理论为探讨癌症风险的决定因素提供了帮助，已有证据表明，各种因素的重要性可因细胞环境和癌症类型有所不同，但每个要素都会对癌症发生发挥重要影响。

一、癌症相关的内在因素

癌症相关的内在因素包含细胞内因素（cell intrinsic factors）和机体内因素（host intrinsic factors）。前者指的是产生于细胞内部并导致癌症发生的因素，通常反映为肿瘤易感性，如"细胞身份"（cell identity）、基因突变和表观基因组变异；后者指的是影响肿瘤发生发展的宿主体内因素，如免疫功能抑制、内分泌功能紊乱和代谢障碍。

（一）细胞内因素

1. 细胞身份 已有研究显示：细胞对转化的敏感性不同，决定了不同的组织会受到不同致癌因素的影响而发生恶性转化。如皮肤细胞因暴露紫外线而转化为癌细胞，吸烟会引起肺细胞癌变。由此说明，癌变起始细胞的身份可能是决定癌症风险的关键因素。

2. 基因突变 DNA 序列变化（点突变、扩增、易位）可激活癌基因或使抑癌基因失活（无义突变、缺失），对细胞癌变至关重要，如 BRCA1/BRCA2 基因突变易诱发乳腺癌、TP53 基因突变与多种癌症发生有关。数千种人类癌症的测序数据表明，肿瘤平均获得 4～5 个"驱动突变"，并且随着年龄增长而逐渐增加，同时这些数据与多年前流行病学研究的预测非常一致。不过，现已发现 DNA 突变与癌症风险之间的关系并非如此简单，而是

十分复杂，"既不是全部，也不是结束"（DNA mutations：not the be-all and end-all）。研究显示，除了基因突变影响癌症风险，尚有其他因素决定一个细胞是否易于恶性转化。例如眼睑皮肤很少发癌，但该上皮正常组织中存在很多驱动突变克隆；尽管人体小肠、结肠和肝脏的癌症发生率显著不同，但人类干细胞衍生的小肠、结肠和肝脏类器官获得的突变概率却非常相似；由此表明人体正常组织是可以耐受大量致癌突变的。

3. 表观基因　现已知表观基因（epigenetic）修饰不会改变遗传信息，但会短暂地改变细胞读取自身的能力，进而编码产生相关蛋白质；一旦编码表观调控蛋白的基因（表观基因）发生改变，会使细胞处于癌变的起跑线上，从而导致肿瘤发生。有人对 11 种癌症的 205 名患者的 225 份原发和转移灶样本中 170 万个细胞，进行转录组和表观基因组分析，结果表明，DNA 中许多区域（特别是增强子）以癌症特异性方式被激活或失活，从而形成每种肿瘤的特征，进一步证明 DNA 水平上的表观遗传变化是癌症的潜在原因。

（二）机体内因素

1. 免疫功能抑制　免疫功能（immune function）指机体对疾病（包括癌症）的抵抗力，是在淋巴细胞、单核细胞和其他免疫细胞及其产物的相互作用下完成的。免疫功能有先天免疫和适应性免疫（细胞免疫和体液免疫），二者各司其职，又相互关联。20 世纪初，人们开始思考和研究免疫系统与癌症之间的关系，并先后提出"免疫监视"和"癌症免疫监视"，即免疫系统识别和摧毁早期肿瘤的功能。

免疫监视理论的支持来自于对 IFN-γ 基因缺陷小鼠的研究，IFN-γ 受体的基因敲除小鼠，对化学致癌物 3-MC 诱导肿瘤的敏感性提高了 10～20 倍。当 3-MC 在免疫功能正常的宿主体内诱导转化细胞形成时，那些免疫原性较强的转化细胞能被宿主有效地清除，只有那些弱免疫原性的癌细胞才能生存下来并进一步生长。

这些观察表明，小鼠的免疫系统在识别肿瘤和它们表达抗原的过程中起到积极作用，免疫系统对肿瘤表型的积极干预被称为免疫编辑（lmmunoediting）。免疫编辑可以看作达尔文自然选择学说的一种类型，其中选择压力来自于免疫系统对新生肿瘤的直接攻击。

然而，免疫细胞可能会失去这种能力，转化为免疫抑制细胞，甚至转化为促肿瘤细胞。因此，在从抗肿瘤角色转变为免疫抑制角色期间发生的过程包括清除（elimination）、平衡（equilibrium）和逃逸（escape）。清除期可称为保护期，因为在这个阶段，先天性和适应性免疫能够清除正在发展的肿瘤。如果这一过程不成功，恶性细胞可能不会被完全根除，而是进入一个平衡阶段。这一阶段是 3 个阶段中最长的一个，它可能会持续数年。在免疫系统的监视下，存活的肿瘤细胞变体（临床上无法检测到）继续扩展。最后，肿瘤细胞和免疫细胞之间的这种平衡状态可能会因肿瘤细胞战胜其所受的免疫监视而中断，从而发生所谓的肿瘤免疫逃逸。这一阶段会导致肿瘤进展，因为经过编辑且免疫原性差的其他肿瘤细胞变体会通过直接和/或间接机制逃避免疫系统，开始以免疫不受限制的方式进行生长，最终导致转移。

研究表明，正常细胞发生突变形成癌细胞时，正常免疫系统会启动免疫应答，速将癌细胞清除；当机体免疫功能下降，不能及时清除早期癌细胞时，这些细胞就会发展成癌。反过来，癌细胞也可抑制机体免疫功能，如死亡癌细胞释放胞内钾离子到胞外空间，胞外环境中高水平钾离子降低 T 细胞活性，从而抑制其抗癌能力；更有肺鳞癌患者，癌前突变细胞就能触发免疫抑制，当发展为原位癌时就已经能抑制免疫系统实现免疫逃逸。

2. 内分泌功能紊乱　人体内分泌系统能分泌多种激素，这些激素与神经系统共同调节机体的生理功能，维持正常组织器官机能。健康状态下各种激素处于相对平衡状态，当某种原因（不良生活和饮食习惯，环境因素、遗传等）导致体内激素过多或过少，失去原有的相对平衡（内分泌失调）就会引

起疾病，更为更严重者可诱发癌症。

已有研究表明，长期内分泌功能紊乱（内分泌失调）可增加患癌的风险。

从肿瘤病因看，激素与肿瘤发生发展密切相关。例如，性激素失衡可明显增加乳腺癌、子宫内膜癌、前列腺癌的发生风险；生长代谢激素分泌异常（紊乱）可影响细胞代谢、增殖异常而诱发甲状腺癌（甲状腺素）和垂体瘤（垂体激素）。

从肿瘤的激素治疗看，主要通过调节体内激素平衡、抑制肿瘤生长和扩散，而且一般应用于激素依赖性癌症。最近美国杜克大学医学院研究团队对雌激素促进乳腺癌的机制进行研究时发现抑制雌激素信号通路可达到治癌的效果。该成果在 Science Advance 期刊上公开发表，揭示雌激素同时减少外周和肿瘤部位的嗜酸性粒细胞以抑制抗肿瘤免疫应答；而抑制 ER（雌激素受体）、阻断雌激素信号可有效增强免疫检查点抑制剂的治疗效果，减缓肿瘤生长。

除了内分泌紊乱可引起某些肿瘤发生，某些肿瘤本身也会导致内分泌失调。例如，肺癌可通过多种途径对内分泌系统产生影响，分泌异常细胞因子（如生长激素），导致指端肥大；分泌抗利尿激素导致体内水潴留引起水肿。

尽管长期的内分泌失调不一定直接导致癌症，但会增加患癌的风险。为了防预和治疗肿瘤，需要维持内分泌平衡，以降低患癌风险。

3. 代谢障碍　早在 20 世纪 20 年代，德国生理学家奥托·瓦尔保（Otto Warburg）就发现，正常细胞转化为癌细胞是代谢出现故障引起的。这一发现近来特别受到重视，也得到了实验证实，甚至有人认为"癌症是一种代谢性疾病"。瑞士巴塞尔大学的迈克尔·霍尔（Michael Hall）教授团队发现，精氨酸水平在小鼠和人肝细胞癌中显著升高，由于癌细胞本身很少甚至不产生精氨酸，所以癌细胞通过增加对精氨酸的摄入和抑制对精氨酸消耗来积累高水平精氨酸。高浓度的精氨酸与 RNA 结合基序蛋白 39（RNA Binding Motif protein 39，RBM39）结合调控代谢相关基因的表达触发代谢重编程，使瘤细胞恢复到未分化的胚胎细胞状态而无限分裂，促进肝癌细胞生长。

谈到肿瘤代谢障碍必然会离不开"营养传感器"的作用。像人类一样，大多数杂食动物都在有食物时就进食。传统上，在夏秋季节食物充足时，我们享受大量的农作物，也消耗大量的能量。但在没有食品商店的年代，人们靠土地吃饭，在寒冷的月份几乎无食可吃。人类能在这些食物稀缺时期幸存下来，是因为我们身体拥有完善的能量储存系统（脂肪）以及高度保守的营养传感器。这些传感器在有食物时发出生长信号，在没有食物时发出停止生长的信号。

人体中 3 种最重要的营养传感通路是胰岛素、哺乳动物雷帕霉素靶蛋白（mTOR，图 6-1）和腺苷酸活化蛋白激酶（AMPK）。每种营养传感通路都提供不同但互补的信息（见表 6-1）。

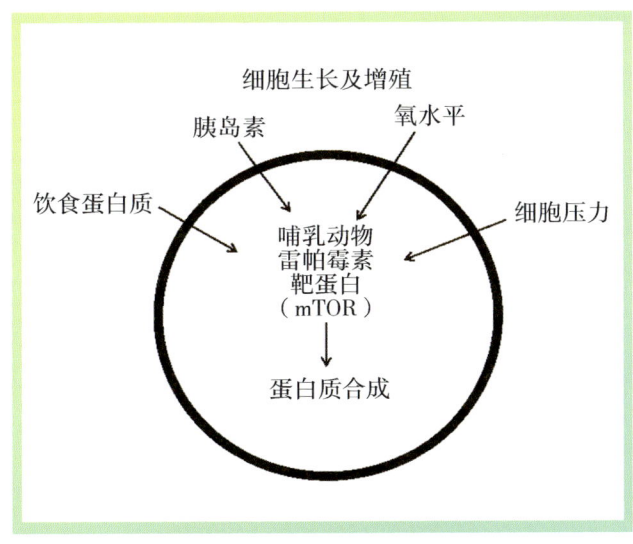

图 6-1　mTOR 通路

表6-1　3种营养传感器差异

营养传感通路	大量营养素	时期
胰岛素	碳水化合物，蛋白质	短期
mTOR	蛋白质	中期
AMPK	碳水化合物，蛋白质，脂肪	长期

　　胰岛素的增加主要是为了响应膳食中的碳水化合物和蛋白质，这个响应在几分钟内就做出。mTOR的增加主要是为了响应膳食中的蛋白质，并且持续作用超过18~30小时。AMPK则响应整体细胞能量，反映所有主要营养素的摄入量，它的总体效果持续时间较长，从几天到几周不等。

　　通过使用3种不同的营养传感器，细胞可以获得有关可用食物类型及其可持续时间的精确信息。营养物质主要是脂肪、碳水化合物还是蛋白质？营养物质只能暂时得到，还是可以长期供应？经历数百万年进化，我们体内营养传感器所造就的生化奇迹远远超越了我们穴居祖先的简单思维，他们只会说："看着像吃的，啃吧。"

　　这3种营养传感器相互连接，并直接与细胞增殖有关。当有营养物质可用时，细胞就会生长。充满营养和生长信号的环境为癌细胞提供了沃土。没有营养，细胞就不会生长。但是当食物短缺，简单地让整个细胞群体停止生长就不够了，它还必须主动地收缩。必须分别在细胞凋亡和自噬的过程中，剔除一部分细胞和亚细胞。如果这些重要的系统出了差错，则可能会导致过度增长和癌症。

二、癌症相关的外在因素

　　癌症相关的外在因素指源于细胞外部、可增加细胞癌变风险的细胞外因素（cell extrinsic factors），了解这些因素及因素之间相互作用如何增加癌症风险对于预防患癌至关重要。

（一）环境中致癌因素

1. 化学致癌因素　已知的动物化学致癌物有 1 000 多种，其中有些可能与人类癌瘤有关。对化学致癌物的研究表明它们具有以下特点：①化学结构多种多样，其中少数化学物质无须在体内进行代谢转化即可致癌，称为直接致癌物，如烷化剂。绝大多数则只有在体内（主要是在肝）进行代谢，活化后才能致癌，称为间接致癌物。如 3,4 -苯并芘是间接致癌物，其终末致癌物是环氧化物。②化学上具有亲电子结构的基团，如环氧化物、硫酸酯基团等。它们都与细胞大分子的亲核基团（如 DNA 分子中的鸟嘌呤的 N-7、C-8，腺嘌呤的 N-1、N-3，胞嘧啶的 N-3 等）共价结合，形成加合物，导致 DNA 的突变。③化学致癌物的致癌作用可受促癌物协同作用而增强，如巴豆油、激素、酚和某些药物。

主要的化学致癌物质有以下几类：

（1）间接致癌物：

1）多环芳烃：存在于石油、煤焦油中。致癌性特别强的有 3,4 -苯并芘，1,2,5,6-双苯并蒽，3 -甲基胆蒽及 9,10 -二甲苯蒽等。这些致癌物质在使用小剂量时即能在实验动物引起恶性肿瘤，如涂抹皮肤引起皮肤癌，皮下注射可引起纤维肉瘤等。3,4 -苯并芘是煤焦油的主要致癌成分，还可由于有机物的燃烧而产生。它存在于工厂排出的煤烟、烟草点燃后的烟雾中。近几十年来肺癌的发生率日益增加，公认与吸烟和工业城市严重的大气污染有密切关系。此外，据调查，烟熏和烧烤的鱼、肉等食品中也含有多环芳烃，这可能和某些地区胃癌的发病率较高有一定关系。多环芳烃在肝经细胞色素氧化酶 P450 系统氧化成环氧化物，后者以其亲电子基因（不饱和的 C－C 键）与核酸分子以共价键结合而引起突变。

2）芳香胺类与氨基偶氮染料：致癌的芳香胺类，如乙荼胺、4 -氨基联苯等，与印染厂工人和橡胶工人的膀胱癌发生率较高有关。氨基偶氮染料，如以前在食品工业中曾使用过的奶油黄（二甲基氨基偶氮苯，可将人工奶油

染成黄色的染料）和猩红，在动物实验可引起大白鼠的肝细胞性肝癌。以上两类化学致癌物主要在肝脏中代谢，芳香胺的活性是在肝通过细胞色素氧化酶 P450 系统使其 N 端羟化形成羟胺衍生物，然后与葡萄糖醛酸结合成葡萄糖苷酸从泌尿道排出，并在膀胱水解释放出活化的羟胺而致膀胱癌。

3）亚硝胺类：亚硝胺类物质致癌谱很广，可在许多实验动物诱发各种不同器官的肿瘤。但是近年来引起很大兴趣的主要是可能引起人体胃肠癌或其他肿瘤。亚硝酸盐可作为肉、鱼类食品的保存剂与着色剂进入人体，也可由细菌分解硝酸盐产生。在胃内的酸性环境下，亚硝酸盐与来自食物的各种二级胺合成亚硝胺。我国河南林县的流行病学调查表明，该地食管癌发病率很高与食物中的亚硝胺高含量有关。亚硝胺在体内经过羟化作用而活化，形成有很强反应性的烷化碳离子而致癌。

4）真菌霉素：黄曲霉菌广泛存在于高温潮湿地区的霉变食品中，尤以霉变的花生、玉米及谷类含量最多。黄曲霉毒素有许多种，其中黄曲霉毒素 B_1（aflatoxin B_1）的致癌性最强，据估计其致癌强度比奶油黄大 900 倍，比二甲基亚硝胺大 75 倍，而且化学性很稳定，不易被加热分解，煮熟后食入仍有活性。黄曲霉毒素 B_1 的化学结构为异环芳羟，通过肝细胞内的混合功能氧化酶氧化成环氧化物而致突变。这种毒素主要诱发肝细胞性肝癌，我国和南非肝癌高发区的调查都显示黄曲霉毒素 B_1 在食物中的污染水平与肝癌的发病率有关。分子生物学的研究表明，黄曲霉毒素 B_1 的致突变作用是使肿瘤抑制基因 P53 发生点突变而失去活性。此外，也已证明，在我国食管癌高发地区居民食用的酸菜中分离出的白地霉菌，其培养物有促癌和致癌作用。

（2）直接致癌物：这类化学致癌物不需要体内代谢活化即可致癌，一般为弱致癌剂，致癌时间长。

1）烷化剂与酰化剂：例如抗肿瘤药中的环磷酰胺、氮芥、本丁酸氮芥、亚硝基脲等。这类具有致癌性的药物可在应用相当长时间以后诱发第二种肿瘤。如在化学治疗痊愈或已控制的白血病、霍奇金淋巴瘤和卵巢癌的患者，数年后可能发生第二种肿瘤，通常是粒细胞白血病。某些使用烷化剂的非肿瘤患者，如类风湿关节炎和韦格纳（Wegener）肉芽肿病的患者，他们发生恶性肿瘤的概率大大高于正常人。因此这类药物应谨慎使用。

2）其他直接致癌物：某些金属元素对人类也有致癌的作用，如炼镍工人中，鼻癌和肺癌明显高发；镉与前列腺癌、肾癌的发生有关；铬可引起肺癌等。其原因可能是这些金属的二价阳离子，如镍、镉、铅、铍、钴等，是亲电子的，因此可与细胞大分子、尤其是 DNA 发生反应，如镍的二价离子可以使多聚核苷酸解聚。一些非金属元素和有机化合物也有致癌性，如砷可诱发皮肤癌；氯乙烯可致塑料工人的肝血管肉瘤，苯可致白血病等，也受到关注。

2. 物理性致癌因素　已证实的物理性致癌因素主要是离子辐射，异物、慢性炎性刺激和创伤亦可能与促癌有关。

（1）电离辐射：包括 X 射线、γ 射线、亚原子微粒（β 粒子、质子、中子或 α 粒子）的辐射以及紫外线照射。大量事实证明，长期接触 X 射线机镭、铀、氡、钴、锶等放射性同位素，可以引起各种不同的恶性肿瘤，例如放射工作者长期接触 X 射线而又无必要的防护措施时，常可发生手部放射性皮炎以致皮肤癌；其急性和慢性粒细胞白血病的发生率亦较一般人高 10 倍以上。在出生前或出生后接受过 X 线照射的儿童，其急性白血病的发生率高于一般儿童。开采含放射性物质（钴、氡等）的矿工易患肺癌。日本长崎、广岛在第二次世界大战时受原子弹爆炸影响的幸存居民，经过长期观察，发现慢性粒细胞白血病的发生率明显增高（照射后 4～8 年为发病高峰），甲状腺癌、乳腺癌、肺癌等的发生率亦较高。在婴幼儿期接受过颈部放射线照射者，甲状腺癌发生率明显增高。有些放射性同位素如 ^{32}P、^{48}Sr、^{210}Po 和 ^{239}P 等摄入能诱发骨肉瘤。

辐射能使染色体断裂、易位和发生点突变，因而激活癌基因或者灭活肿瘤抑制基因。由于与辐射有关的肿瘤的潜伏期较长，因此肿瘤最终可能当辐

射所损伤的细胞的后代又受到其他环境因素（如化学致癌剂、病毒等）所致的附加突变之后，才会出现。

动物实验和临床观察均证实，阳光中紫外线长期过度照射可引起皮肤的鳞状细胞癌、基底细胞癌和恶性黑色素瘤。白种人或照射后色素不增加的有色人种最容易发生。其作用机制是细胞内 DNA 吸收了光子，使其中相邻的两个嘧啶连接（包括胸腺嘧啶与胸腺嘧啶、胸腺嘧啶与胞嘧啶、胞嘧啶与胞嘧啶），形成嘧啶二聚体。二聚体又形成环丁烷，从而破坏 DNA 双螺旋中二聚体所在处的磷酸二酯骨架，妨碍 DNA 分子的复制。在正常人这种损害通常可为一系列 DNA 修复酶所修复，因此皮肤癌发病少见。而一种罕见的常染色体隐性遗传病——着色性干皮病（xeroderma pigmentosum）的患者，由于先天性缺乏修复 DNA 所需的酶。不能将紫外线所致的 DNA 的损害修复，皮肤癌的发病率很高。

（2）热辐射的促癌作用：克什米尔人冬季习惯用怀炉取暖，有时在腹部引起"怀炉癌"；我国西北地区居民冬季烧火取暖，有时臀部皮肤发生癌变形成所谓"炕癌"。这些现象说明长期的热辐射可能有一定的促癌作用。在烧伤瘢痕的基础上易发生"瘢痕癌"，有人在烧伤瘢痕中发现化学致癌物。

（3）慢性炎性刺激：肿瘤必须在细胞增生的基础上发生。慢性炎症时产生的细胞生长因子能使细胞持续增生，在此基础上 DNA 易发生突变而发生肿瘤。因而慢性刺激有促癌作用。慢性皮肤溃疡、结石引起的慢性胆囊炎、慢性子宫颈炎和子宫内膜增生等病变有时发生癌变，可能与此有关。

（4）异物：石棉和石棉制品能导致人的胸膜间皮瘤，重度暴露于石棉纤维的工人，其胸膜间皮瘤的发生率可达 2‰～3‰，潜伏期一般为 20 年。动物实验证明，植入动物体内的异物，如塑料、金属片、玻璃纤维等，可以诱发各种肉瘤。肿瘤的发生与植入物体的化学性关系不大而与物体表面的形状、光滑程度和耐久性有关。人类对于异物刺激有较大的耐受性，虽然尚无植入塑料和金属致癌的报道，但是已有人工乳房（有机硅橡胶制成）与乳腺癌有关的报告。

另一种与肿瘤有关的异物是寄生虫。医学文献中早就有埃及血吸虫感染的患者，其膀胱癌的发生率高于正常人的报告。在我国，日本血吸虫感染与结直肠癌密切相关。

3. 生物性致癌因素　逆转录病毒（RNA 病毒）的研究导致了癌基因的发现，并由此开创了肿瘤的分子遗传学。已知的与人类肿瘤有关的病毒主要有：

（1）RNA 致瘤病毒：对动物逆转录病毒致癌的研究发现，由于病毒类型的不同，它们是通过转导（transduction）或插入突变（insertional mutation）这两种机制将其遗传物质整合到宿主细胞 DNA 中，使得宿主细胞发生转化的。①急性转化病毒：这类病毒含有从细胞的原癌基因转导的病毒癌基因，如 *src*、*abl*、*myb* 等，这些病毒感染细胞后，以其病毒 RNA 为模板通过逆转录酶合成的 DNA 片段整合（integration）到宿主的 DNA 链中并表达，导致细胞的转化；②慢性转化病毒：这类病毒（如鼠乳腺癌病毒）本身并不含有癌基因，但是有促进基因，当感染宿主细胞后，促进基因也可由于逆转录酶的作用而插入到宿主细胞 DNA 链中的原癌基因附近，引起正常的或突变的原癌基因激活并且过度表达，使宿主细胞转化。

人类 T 细胞白血病/淋巴瘤病毒 1（human T-cell eukemia/lymhoma virus 1，HTVL-1）是与人类肿瘤发生密切相关的一种 RNA 病毒，与主要流行于日本和加勒比海地区的 T 细胞白血病/淋巴瘤有关。HTLV-1 病毒与 AIDS 病毒一样，转化的靶细胞是 CD4$^+$的 T 细胞亚群（辅助 T 细胞）。HTLV-1 在人类是通过性交、血液制品和哺乳传播的，受染人群发生白血病的概率为 1%，潜伏期为 20～30 年。HTLV-1 转化 T 细胞的机制还不甚清楚。HTLV-1 无须有任何已知的癌基因，也未发现其在某一原癌基因附近的固定的整合位置。HTLV-1 的转化活性与其 RNA 中的一个称为 *Tax* 的基因有关。Tax 的产物对病毒的复制十分重要，因其通过对 5′－长末端重复序列（5′-long terminal

repeat region，5′-LTR）的作用刺激病毒 mRNA 的转录。Tax 蛋白也可激活能引起 T 细胞增生的宿主基因的转录，如编码调节细胞内其他基因表达的 *c-fos* 基因，编码 PDGF 的基因，编码 IL-2 及其受体的基因和髓样生长因子（即粒－单核细胞集落刺激因子，GM-CSF）的基因。IL-2 及其受体的基因激活后可以建立起一个自分泌体系（autocrine system）能直接引起 T 细胞的增生；GM-C5F 作用于巨噬细胞使其产生 IL-1，从而引起 T 细胞的增生。因此 HTLV-1 是通过 Tax 基因转化细胞的。这些增生的 T 细胞最初是多克隆性的，而且出现二次突变的可能性大大增加，如其中的某一个发生第二次突变，将导致克隆性的 T 细胞肿瘤。

（2）DNA 致瘤病毒：有 50 多种 DNA 病毒可引起动物肿瘤。对它们的研究，尤其是对多瘤病毒的研究，提示了 DNA 病毒致癌的机制。DNA 病毒感染细胞后出现两种后果：①如果病毒 DNA 未能被整合到宿主的基因组中，病毒的复制不会受到干扰，大量的病毒复制最终使细胞死亡；②要引起细胞的转化，病毒基因必须整合到宿主的 DNA 中并且作为细胞的基因加以表达。多瘤病毒的 T 基因编码的蛋白质 T 抗原具有酪氨酸激酶活性，能像生长因子受体那样刺激细胞 DNA 合成，并使细胞持续增生，而后形成肿瘤。与人类肿瘤发生密切相关的 DNA 病毒有以下 3 种：

1）人乳头瘤病毒（human papilloma virus，HPV）：与人类上皮性肿瘤（子宫颈和肛门生殖器区域的鳞状细胞癌）的关系，近年来已有大量资料予以证实。HPV 的某些亚型（如 16、18 型）的 DNA 序列已在 75％～100％的宫颈癌病例的癌细胞中发现。HPV 的致癌机制还不完全清楚。近来发现 HPV 的 16、18 和 31 高危亚型的早期病毒基因产物 E6 和 E7 蛋白，极易与 *Rb* 和 *p53* 基因的产物结合并中和其抑制细胞生长的功能。在体外的 *Rb* 和 *p53* 基因产物的失活能使人类棘细胞转化并且长期存活，但不形成肿瘤。这时如果再转染一个突变的 *ras* 基因，就会引起完全的恶性转化。这说明 HPV 在致癌时不是单独作用的，需要环境因素的协同。

2) EB 病毒（Epstein-Barr virus，EBV）：与之有关的人类肿瘤是伯基特淋巴瘤和鼻咽癌。

伯基特淋巴瘤是一种 B 细胞性的肿瘤。流行于非洲东部和散发于世界各地。在流行地区，所有患者的瘤细胞都携带 EBV 的基因组成分并且出现特异的染色体易位 t（8;14）。EBV 对 B 细胞有很强的亲和性，能使受染的 B 细胞发生多克隆性的增生。在正常的个体这种增生是可以控制的，受染者没有症状或者临床表现为自限性的传染性单核细胞增生症。而在非洲流行区，由于疟疾或其他感染损害了患者的免疫功能，受染 B 细胞会持续增生。在此基础上如再发生附加的突变，如 t（8;14），*c-myc* 基因会被激活，导致进一步的生长控制丧失，并在其他附加基因损伤的影响下，最终导致单克隆性的肿瘤出现。

鼻咽癌（nasopharyngeal carcinoma，NPC）在我国南方和东南亚流行，为上皮细胞癌。EBV 在体内能感染咽喉部 B 淋巴细胞，已从 NPC 患者的肿瘤细胞分离出感染性 EBV，C3d 受体（C3dR）为 EBV 受体，EBV/C3dR 的基因位于 1 号染色体长臂上。EBV 一旦被激活，产生有感染性的 EBV 颗粒，促使 NPC 发生；将 EBV 感染人鼻咽黏膜细胞并移植到裸鼠，在 TPA 和丁酸的协同作用诱发出未分化癌，表明 EBV 在 NPC 发展中起病因作用，同时也需要其他因素的配合。

3) 乙型肝炎病毒（hepatitis B virus，HBV）：流行病学调查发现，慢性 HBV 感染与肝细胞性肝癌的发生有密切的关系。但是 HBV 本身并不含有可以编码任何转化蛋白（癌蛋白）的基因，在肝细胞 DNA 中的整合也没有固定的模式。HBV 的致癌作用看来是多因素的：①如在前文所述，HBV 导致的慢性肝损伤使肝细胞不断再生，这使另外的致癌因素（如黄曲霉毒素 B_1）的致突变作用容易发生；②HBV 可能编码一种称为 X 蛋白的调节成分，使受染肝细胞的几种原癌基因激活；③在某些患者，HBV 的整合可导致 *p53* 基因的失活。由此可见，肝细胞性肝癌的发生也可能是多步骤的。

（二）不良生活方式的致癌风险

1. 营养与癌症　流行病学和营养学调查、临床研究和动物实验证明，70％～80％的癌症与不健康生活方式、不良饮食习惯有关。更有将基于饮食习惯诱发的不同类型的癌症分为"富癌"（发达国家中易出现的癌症类型）和"穷癌"（低收入和发展中国家常发的癌症类型）。同时，健康的膳食和生活方式可以预防许多癌症，有资料显示改变不良膳食习惯可预防50％的乳腺癌、75％的胃癌和75％的结肠癌。因此，饮食和癌症的联系非常重要，值得十分重视，问题是，何种特定的饮食因素、饮食中何种元素会导致癌症发生？从膳食纤维（纤维素）、膳食脂肪（尤为饱和脂肪酸）到维生素（A、B、C、D、E）的系列测试发现：饮食在癌症形成过程中起重要作用，癌症不是因为缺乏膳食纤维、饮食中脂肪过多、或是维生素缺乏引起的。直到20世纪70年代末开始，肥胖成为超越其他任何指标的营养指标，并被公认为癌症相关的风险因子（图6-2）。

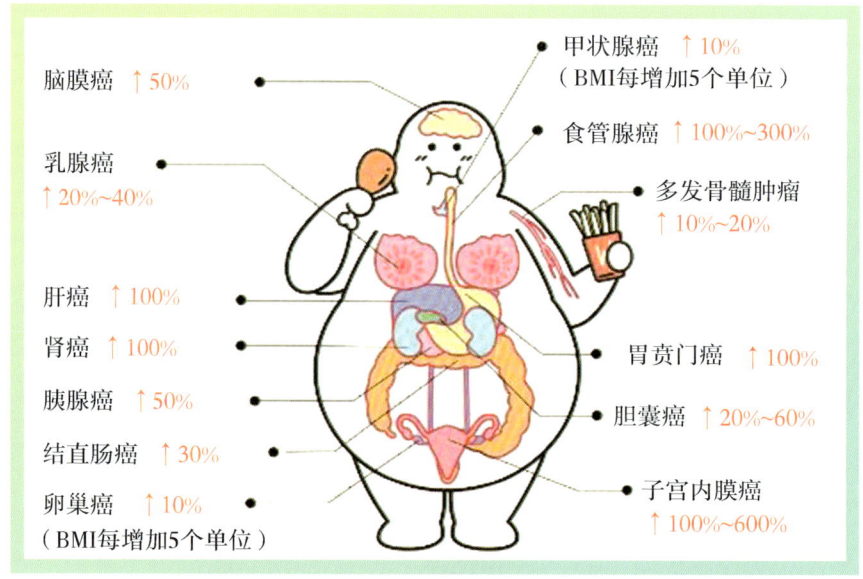

图6-2　肥胖与癌风险

有一项综合研究显示，2007—2021 年间中国与肥胖相关的癌症发病率每年以 3.6% 的速度增长，而与肥胖无关的癌症发病率则维持稳定（图 6-3），由此突现改善公共卫生政策、解决中国日益增长的肥胖率迫切需要。

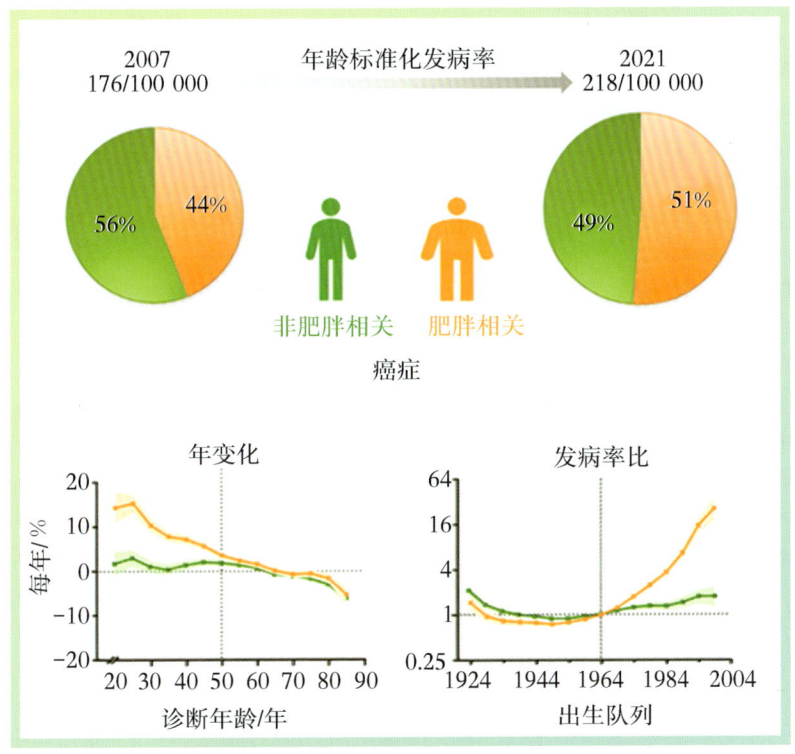

图 6-3　中国与肥胖相关癌症的发病率（2007—2021 年）

以身体质量指数［boby mass index，BMI：体重（kg）除以身高（m）的平方］评估肥胖、并对肥胖与癌症的关系开展大型前瞻性群组研究，结果显示 BMI>30 kg/m^2（肥胖）者患癌风险开始上升，BMI>40 kg/m^2 的人患癌风险快速升高，其中患肝癌风险增加 452%、胰腺癌风险增加 261%。即使轻微的体重增加也会增加患癌的风险，成人体重增加 5 kg，患乳腺癌、卵巢癌、结肠癌的风险会分别增加 11%、13%、9%；超重或肥胖（BMI>25 kg/m^2）时患食管癌、肝癌和肾癌的风险增加了 1 倍，患结直肠癌风险增加约 30%。

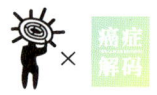

由此说明：肥胖不仅是糖尿病、心脏病和脑卒中的危险因素，同时显著增加了患癌的风险。既然如此，减肥是否会降低患癌风险呢？诺贝尔生理学或医学奖获得者佩顿·劳斯通过动物实验证明，严格限制小鼠的食物摄入量可将其患癌风险降低50％，后来美国肿瘤学家阿尔伯特·坦南鲍姆博士发现对小鼠只限制碳水化合物的摄入比总体上限制热量更能预防癌症，提示肿瘤的形成取决于饮食结构和热量限制的程度。有报道指出，绝经后妇女体重减轻10 kg或以上，并维持这一体重，患乳腺癌的风险降低了57％。此外，BMI较低的"腹型肥胖"（肚子大，腰围大于臀围）与癌症发生的关系也值得重视。总之，坚持膳食结构合理、品种多样、营养平衡、控制体重，有利于降低患癌风险，有利于预防癌症发生。

2. 熬夜与癌症　昼夜节律紊乱（circadian disruption）又称生物钟（circadian clock）功能紊乱，一般情况下就是指熬夜。众所周知生命体内都有一个内部的生物钟，使之适应地球自转和昼夜变换，控制睡眠模式、日常行为等（图6-4）。值得注意的是昼夜节律会因人而异，不能简单地把"规律作

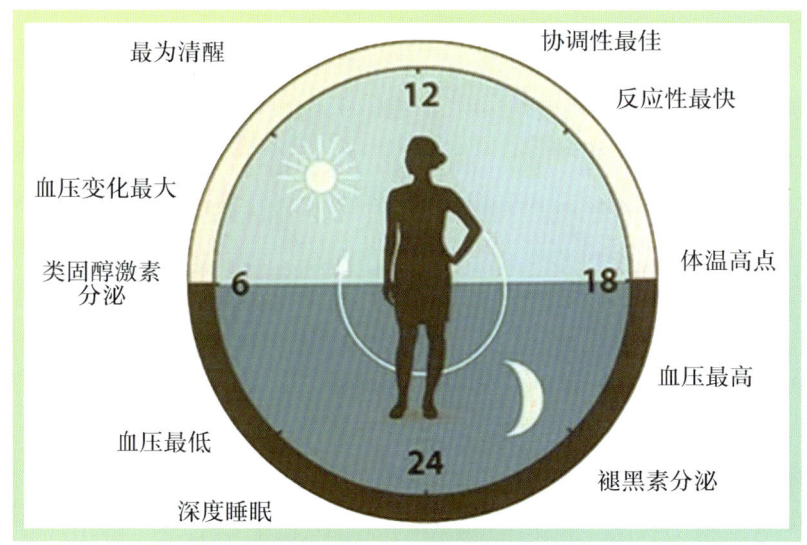

图6-4　人类昼夜节律

息"等同于"早睡早起",如果你习惯"晚睡晚起"、每天只睡 5～6 小时,对你来说可能是正常的。因此只要生活规律、睡眠质量高、每天精力充沛,这就是你的生物钟。如果长期频繁改变生活和睡眠节律,就会导致生物钟紊乱。

大量研究发现,长期的生物钟紊乱(如熬夜)、不规律作息确实已成为致癌风险因素。世界卫生组织国际癌症研究机构(IARC)2007 年提出夜班工作可能作为致癌因素(尤其对于乳腺癌),2019 年进行了重新评估并把"倒班/上夜班"(night shift work)定义为 2A 级致癌因素(即很可能有致癌风险)。多个大规模人群研究都发现不规律作息会增加患癌风险,特别是对乳腺癌、前列腺癌和结直肠癌。麻省理工学院科学家在动物实验中发现,无论是通过人为控制光照让老鼠不断倒时差,还是直接破坏老鼠的生物钟基因都会显著加快肺癌进展。生物钟紊乱不仅增加致癌概率,还与癌细胞的生物学行为密切关联。例如有研究发现乳腺癌患者夜间(清晨 4点)血液中循环肿瘤细胞(CTC)显著高于白天(早 10 点)血样本中的CTC,而且前者的癌细胞易转移、后者缺乏转移能力。由于肿瘤发生发展明显受到昼夜节律机制的影响,采用时辰化疗(chrono-chemotherapy)、可以在生理节律的适当阶段给药,从而提高疗效、减少毒副作用,达到最佳疗效。

最近有研究报道,在乳腺癌小鼠模型中,慢性压力环境下,小鼠体内转移病变数量增加了 4 倍,中性粒细胞的正常昼夜节律也被扰乱,诱导中性粒细胞形成中性粒细胞外网(neutrophil extracellular traps)构成有利于转移的微环境,揭示了慢性压力促进癌症转移的机制。

3. 吸烟与癌症 吸烟致癌被世界各国广泛认可,更得到流行病学、临床研究和动物实验无可争辩的证实。

吸烟燃烧可散发很多烟雾,这些烟雾中含有超过 4 000 种化学物质,其中致癌物至少有 69 种,包括尼古丁、多环芳烃、2‑萘胺、4‑氨基联苯、亚

硝胺等致癌物和促癌物（图6-5）。

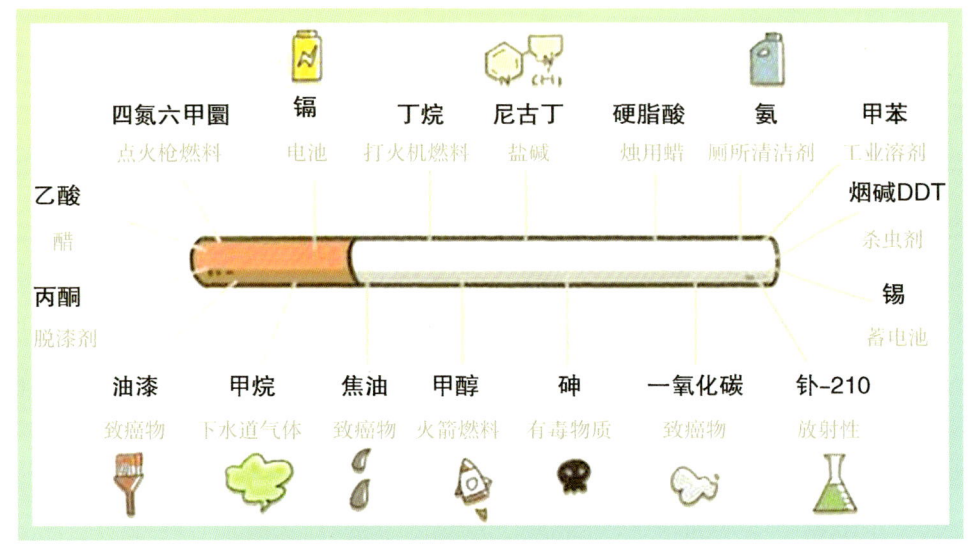

图6-5　香烟中含有的化学物质

吸烟与多种肿瘤发生关系密切，如肺癌、口腔癌、鼻咽癌、食管癌、胃癌、膀胱癌等，特别是肺癌。最近《国际癌症杂志》报道了一项研究结果，显示吸烟与多种肿瘤的发癌风险密切相关，烟量越大患癌概率越大。每天吸1～5支香烟者患肺癌概率比不吸烟者增加9.22倍，每天超过35支则肺癌概率增加38～61倍。

被动吸烟（二手烟）同样危害严重。尽管吸烟时直接吸入呼吸道和肺内的烟雾只占10％左右，90％的烟雾散发到周围环境使他人被动吸烟。据对被动吸烟者统计发现：家庭中1人吸烟，其患癌风险是不吸烟家庭的1～4倍；2人吸烟的家庭患癌风险是不吸烟家庭的2～6倍；3人吸烟家庭患白血病、乳腺癌、宫颈癌的概率分别是不吸烟家庭的6.8倍、3.3倍、3.4倍；而且被动吸烟者吸入苯并芘、二甲基亚硝胺和甲苯分别为主动吸烟者的3倍、50倍、6倍。此外，三手烟（非自愿吸烟）的危害也不容忽视。所谓三手烟是指吸烟烟雾（主流烟雾）黏附在衣服、墙壁、家具、头发及皮肤表面上的烟草烟残留物。最新研究显示三手烟更具致癌性，一些有害化学成分含量高于主流烟雾，其中一氧化碳、苯并芘、亚硝胺分别是主流烟雾的 5 倍、4 倍、50 倍。因此吸烟确实是害人害己。

吸烟为什么会致癌呢，目前研究认为：

（1）放射性损伤：烟草在生长过程中，较其他植物容易从土壤、肥料和空气中吸收放射性物质，致使烟草中含有较多的放射性核素。其中危害较大的是一种称为钋的放射性物质，这种物质在人们吸烟时挥发，随着烟雾流入人体，在体内积累，不断地放出肉眼看不见的 α 射线，损伤机体组织细胞。据估计，如果每天吸 30 支烟，α 射线对人体产生的年照射剂量，相当于拍100 次 X 线片所积累的剂量。这种照射会影响组织细胞的代谢，引发上皮细胞慢性炎症，促进癌的形成和发展。

（2）损伤免疫功能：吸烟可损伤人体的免疫功能，这种损伤与吸烟者感染和肿瘤发生率升高呈正相关。人体免疫系统中有一种自然杀伤细胞——NK 细胞，可直接抑制和杀灭癌细胞。而吸烟则会导致 NK 细胞活性降低，吸烟越多，其活性就越低。有关资料表明，每年累计吸烟 150 包以上的重度吸烟者，NK 细胞活性比不吸烟者的明显下降。最近有研究证明烟草烟雾通过芳香烃受体（AhR）诱导肺上皮细胞的 PD-L1 表达，从而逃避 T 细胞杀伤，促进肿瘤发生。澳大利亚 NEHI 研究所发现吸烟促进"组织定居型记忆 T 细胞"（tissue resident memory T cells，TRM）的活化和累积，从而促进肿瘤免疫逃逸。最近有研究发现，吸烟对先天免疫（innate immune responses）的影响在停止吸烟后不久就会消失，而对适应性免疫（adaptive immunity）的影响则在戒烟持续更长时间，也是导致吸烟者易患癌的可能因素之一。

（3）破坏细胞基因：烟草中含有许多致癌物质，会引起基因突变，据推测平均吸 15 支香烟就会导致 DNA 发生 1 次突变。例如，非小细胞肺癌中 KRAS 基因突变达 20％～30％，其中 KRAS G12C 为最常见的突变型。如果被

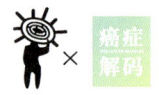

突变的基因没有能得到及时修复，就会将有病的基因传递给子代细胞，成为潜在性的癌细胞，当受到其他因素的作用后，癌细胞大量增殖而形成癌。美国阿尔伯特爱因斯坦医学院黄振秋（Zhenqiu Huang）等对不同年龄段的 14 名未吸烟者和 19 名吸烟者的远端支气管基底细胞进行单细胞全基因组测序，并对单个基底细胞的突变量进行分析后发现，基因突变随年龄渐长而增加；吸烟量显著加重突变，而且突变水平随吸烟量增加而增高，一旦超过 23 包/年时突变水平就不显著增加了（达到顶峰）。

（4）形成适合肿瘤生长的微环境：吸烟引起肿瘤免疫抑制性微环境形成，促进肿瘤发生。美国威克森林浸信会医学中心的研究人员发现，吸烟及二手烟中的尼古丁暴露导致肺部形成适合肿瘤生长的微环境"转移前生态位"（pre-metastatic niche），吸引促肿瘤型 N2 中性粒细胞聚集于乳腺癌转移前生态位，加速乳腺癌的肺转移。同时还有研究发现，长期吸入烟草不完全燃烧产生的纳末炭黑颗粒导致巨噬细胞线粒体损伤和代谢重编程，引起乳酸分泌增加，以及免疫抑制性微环境形成，促进肺癌发生。

三、内外风险因素相互作用

致癌风险因素多而复杂，但彼此不是孤立的，而是相互作用的关系。外因是变化的条件，内因是变化的根据，外因通过内因起作用，因此，癌症是环境因素和宿主因素的共同结果（图 6 – 6）。

一方面环境因素影响个体的患癌风险，环境致癌物（化学、物理、生物）作为肿瘤发生的始动因素无不通过人的生活方式进入人体，与基因组相互作用而驱动癌症发生。例如大多数化学致癌物经代谢激活后亲电子代谢物与 DNA 反应形成 DNA 加合物，引发 DNA 突变而启动致癌作用。另一方面机体因素增加环境因素的影响，因为某些遗传变化使个体对环境因素更为敏感，如 BRCA1/BRCA2 突变个体对环境因素十分敏感，患乳腺癌的风险很高。

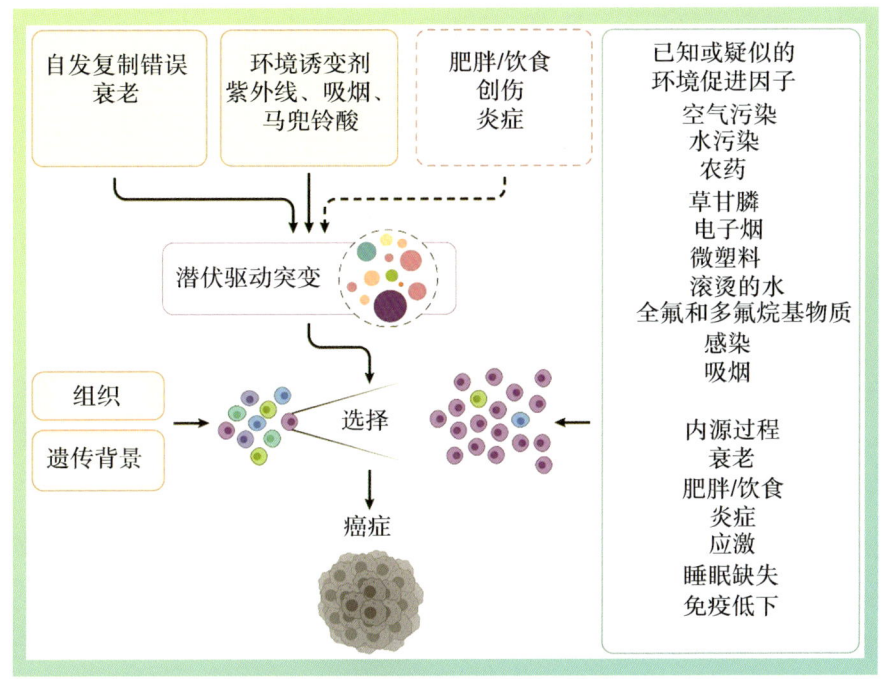

图 6-6　环境因素与宿主因素互作

四、揭秘致癌原因的诺贝尔奖

科学家们为了寻找致癌因素进行了不懈努力，演绎出许多动人故事，并获得突出进展和里程碑成果，为癌症研究和防治作出了巨大贡献。

（一）病毒致癌——迟到的诺贝尔奖（1966年）

佛朗西斯·佩顿·劳斯（Francis Peyton Rous）从一只长有肿瘤（肉瘤）的鸡身上切下肿块并切成小块移植到健康鸡身上，很快健康鸡长出肿瘤且一代一代反复传代、越长越快和转移；同时，他又把鸡肉瘤组织磨成匀浆、过滤去除匀浆中的细胞和细菌，再将无细胞细菌的滤液注射给其他健康鸡，几周后长出肿瘤，由此证明病毒可以致癌。然而直到1966年这一成果才得到肯定并获得诺贝尔奖，此时劳斯已经87岁，成为历史上最年长的诺奖获得

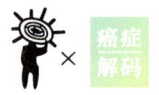

者，也从此改变了癌症研究轨迹。

（二）瘤基因发现——里程碑式诺贝尔奖（1989 年）

从 Rous 病毒（RSV）致癌到病毒瘤基因（V-onc）及细胞瘤基因（C-onc）发现的过程是一个传奇般的故事。为了进一步研究 RSV 为什么会致癌，戴维·巴尔的摩（David Baltimore）和霍华德·特明（Howard Martin Temin）在 RSV 中找到了"依赖 RNA 的 DNA 聚合酶"（逆转录酶），从而修正了遗传"中心法则"，获得 1975 年诺贝尔奖；而迈克尔·毕晓普（J Michael Bishop）在 RSV 中发现致癌基因（V-src）并经多次实验证实正常细胞存在与 src 高度同源的基因（C-src）。该实验报告一经发表便引发研究瘤基因的高潮，进一步发现瘤基因在其他动物中普遍存在，是细胞内固有的正常基因，只有突变后才转变成致癌基因。瘤基因理论的提出具有革命性，意味着致癌因素都是通过诱导自身基因突变激活瘤基因或失活抑瘤基因，最终导致癌症发生。毕晓普因此获得 1989 年诺贝尔奖。瘤基因理论的确立已成为癌生物学研究中的一场伟大革命。

（三）寄生虫致癌——错授的诺贝尔奖（1926 年）

丹麦病理学家约翰尼斯·菲比格（Johannes Andreas Grib Fibiger）在实验中观察到大鼠上皮出现增生并形成乳头状瘤，在上皮乳头状瘤切中发现小寄生虫（线虫），蟑螂是其中间宿主。为了验证肿瘤是否由这种寄生虫引起，他将被线虫幼虫寄生的蟑螂喂给大鼠，结果大鼠胃部出现瘤样病变，于是得出线虫幼虫（诱癌螺旋虫）可诱发胃癌的结论并于 1913 年公开发表。尽管曾多次被提名，直到 1926 年他才获得诺贝尔奖；然而，后来的实验证实乳头状瘤非恶性肿瘤，其病变是缺乏维生素 A 所致，而非线虫幼虫，菲比格实验结果是错误的。

（四）化学致癌——无缘诺贝尔奖（1914 年）

日本东京大学教授山极胜三郎（山极）和市川厚一（市川）用沥青长期涂在兔耳两侧，成功引发了皮肤癌、他们还发现致癌过程存在剂量-反应关系。这是世界上最早用实验方式证明人工制造癌变，被《大英百科全书》视作癌症研究里程碑，并被 3 次提名诺贝尔奖却从未获得。尽管如此，他们的贡献得到了充分肯定。1966 年劳斯获诺贝尔奖的感言说：山极和市川划时代的发现，开辟了寻找其他具有同样作用的化学制剂和物理制剂的时代。

（五）幽门螺杆菌致胃癌——最受欢迎的诺贝尔奖（2005 年）

在医学领域，幽门螺杆菌致胃癌可谓是 20 世纪最伟大的发现之一。马歇尔（Barry Mashall）和沃伦（Robin Warren）通过无数次非常严谨的科学实验，甚至亲自将细菌培养液一饮而下，"以身试菌"证明幽门螺杆菌致胃癌，同时积极研究诊治方法，使全球幽门螺杆菌根除率大大提升，被授予 2005 年诺贝尔生理学或医学奖。

（六）人乳头瘤病毒致宫颈癌——最有底气的诺贝尔奖（2008 年）

德国病毒学家啥拉尔德·楚尔·豪森（Harald Zur Hausen）经过多年的不懈追求和艰苦探索，终于在 1983 年从 50％和 20％的人宫颈癌组织样本中发现致癌元凶人乳头瘤病毒（HPV-16、HPV-18），并研发出抗 HPV 疫苗，被称为"HPV 疫苗之父"。全球数百万少女通过接种 HPV 疫苗预防宫颈癌。2008 年豪森因此获得诺贝尔奖，他的研究成果开辟了一个全新的癌症预防领域，使得宫颈癌成为人类历史上首次有望被消灭的一种癌症。

上述几个与癌症病因发病学相关的诺贝尔奖，只是科学家对癌症奥秘的探知过程，逐步牵引人类接近真知或本质；而荣誉与奖励，也只是对每个阶段的鼓舞和对下一阶段的诱惑。

　　俗话说"未进城门，先思出路"。那癌症的出路在哪里？解码如下：

　　首先，癌症转移是病情恶化的表现，也是治疗失败和患者死亡的主要原因。据统计约90％的癌症死亡都是由于转移导致，因此了解肿瘤转移的方式，进行有效预防，对提高癌症患者治疗效果和预后至关重要。

　　其次，早诊断、早治疗，癌症止步于"萌芽"状态，可达到治愈、根治的目的，而且随着科学技术的进步，治疗手段越来越先进，治疗效果越来越满意；

　　第三，癌症的最好出路是"未病先防"，防患于未然。只有全民预防、全程预防、全身心预防，才能少患癌，不患癌，因此充分认识预防的重要性、掌握预防知识，有利于提高并调动每个人的预防自觉性、主动性。

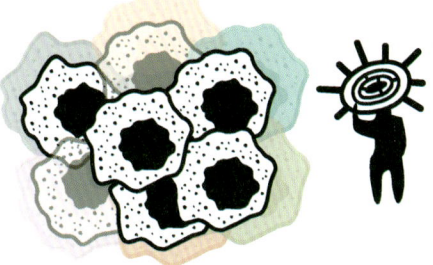

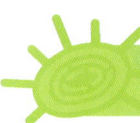

第七章　癌症转移的三个途径

癌症转移是癌细胞从最初形成的地方（原发灶）脱离、迁徙、扩散到身体的另一个部位（转移灶）并不断生长的生物学过程，这一过程决定了癌症进展和预后。转移使得癌症比现在其他任何疾病更具危害性和严重性，据统计90％的癌症死亡都是由转移所致。因此，深入研究和了解转移的分子机制，有助于开发更好的治疗策略和预防措施。

一、转移特性

其实，感染性疾病也可能转移，如尿道感染的细菌可扩散到肾脏、血液，最后进入心脏瓣膜。细菌不断移动，并非出于天生恶意，只不过是在寻求自身生存而已。所以说，转移是单细胞生命的固有特性，也是癌细胞的恶性表现和能力所在。已有研究发现癌原发灶很小时（临床无法检测到）就已有癌细胞移动，而且是原发灶里被淘汰的癌细胞所驱动。由此可见，转移是癌症最致命的表现，但并非只是癌症发展的晚期现象。

如果癌症从生长到侵袭再到转移是逐步进行的，那么在转移之前的任何时候，及早做广泛的局部切除就可以将其治愈。但是，20世纪上半叶实施的"根治性"癌症手术失败的结果，却与这种认识相悖。许多只有在显微镜下才能观察到，而通过其他手段无法检测到的癌细胞（微转移），早在临床检测和术前就已经逃之夭夭了。

在约占癌症病例5％的"原发病灶不明"的病例中，发现了广泛转移的癌细胞。尽管进行了深入的研究和影像检查，仍无法确定原发性肿瘤在何位置。即使在尸检中，仍有20％～30％的病例没有发现原发病灶。原发癌是如此之小，以至我们所有的现代技术都无法检测到，但它的癌细胞还是成功地转移了。这主要是因为，转移是肿瘤在其早期而不是晚期所采取的步骤。

同时，临床观察发现肿瘤转移有其器官特异性，又称器官亲和性（or-ganotropism），即不同类型的肿瘤倾向于转移到特定的器官。如表7-1所示，乳腺癌最常转移至肺和肝脏，前列腺癌常转移到骨和脊柱，肺癌常转移到脑。近来，肿瘤转移器官亲和性的研究受到重视，研究者们试图采用新技术新方法筛选器官亲和性，以实现更精准的癌转移监测，进行早期干预和有效控制。

表7-1　不同肿瘤的转移器官特异性

① 颈部淋巴结转移主要见于头颈部肿瘤、甲状腺肿瘤、颈段食管癌、支气管肺癌等。
② 锁骨上淋巴结转移多源于乳腺癌、肺癌、胃肠道癌、食管癌和宫颈癌。
③ 腋窝淋巴结转移排除淋巴瘤的情况下，主要是乳腺癌转移，其次是肺癌、胃肠道癌转移。
④ 腹股沟淋巴结转移源自肛门癌、直肠癌、前列腺癌、女性外阴部癌和男性睾丸癌。
⑤ 脑转移源自肺癌、乳腺癌、肾癌以及少见的甲状腺和头部肿瘤。
⑥ 肺转移源自乳腺癌、卵巢癌、肾癌、胃肠道癌、骨癌及肺癌。
⑦ 肝转移源自胃肠道癌、胰腺癌、乳腺癌以及肺癌等。
⑧ 骨转移源自乳腺癌、肺癌、肾癌、前列腺癌、甲状腺癌多见。

二、转移过程

肿瘤转移分为侵袭、循环和定植3个阶段（图7-1），彼此共存、时间轴上重叠，称为侵袭-转移级联过程（invasion-metastasis cascade）。

肿瘤转移是一个多步骤进程，主要包括3个阶段。①侵袭阶段：原位肿瘤细胞通过上皮细胞-间充质转化过程（EMT）增加自身侵袭性，侵袭至周围组织并迁徙至血管或淋巴管附近，穿出血管进入循环系统，成为循环肿瘤细胞（CTC）；②循环阶段：血小板直接黏附于CTC表面，形成"细胞微栓"（micro-thrombi）的结构，该结构能够减少免疫系统的识别和清除；③定植阶段：CTC定植于远端器官的"前转移灶"（pre-metastatic niche），其是指在原位肿瘤组织分泌的细胞因子或者外泌体的作用下形成的一种有利于肿瘤细胞定植的带有免疫抑制特征的炎性环境。

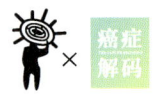

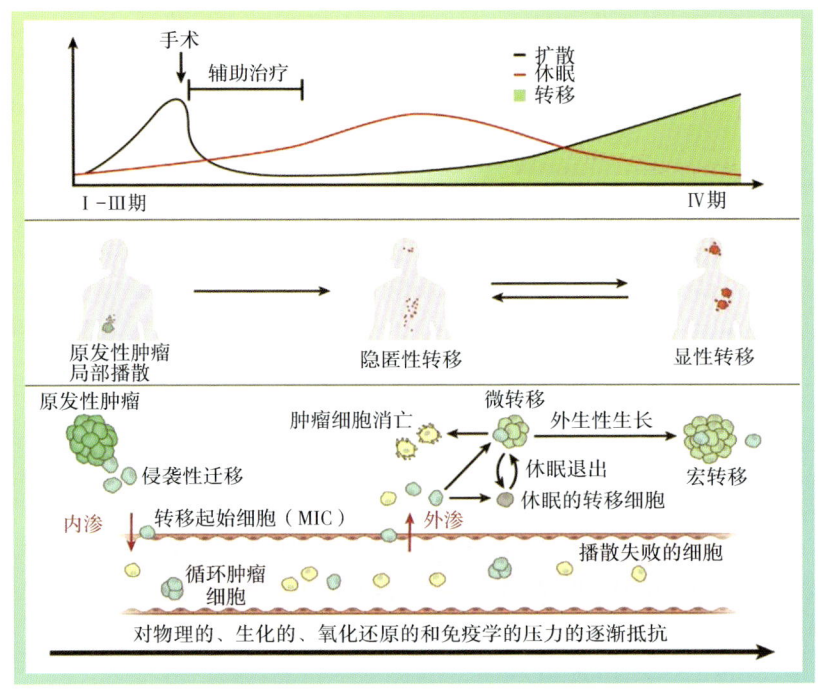

图 7-1　肿瘤转移 3 个阶段

（一）侵袭阶段

侵袭阶段包括原发肿瘤形成、局部外侵和血管内渗，即原发肿瘤细胞通过上皮细胞-间充质转化过程（EMT）增加自身侵袭性，破坏基底膜侵入周围组织、内渗并迁徙至血管或淋巴管进入循环系统，成为循环肿瘤细胞（CTC）。CTC 被认为是转移的种子，在预测远端转移、评估预后和监测治疗反应等具有重要的临床价值。越来越多的研究致力于识别 CTC 的关键分子，研发靶向 CTC 的抑制剂，为先进的癌症治疗带来新希望。

（二）循环阶段

循环阶段指循环中存活和外渗 2 个环节。癌细胞一旦进入血液，损伤率非常高，血液对于癌细胞来说是一个残酷、充满敌意的环境。循环中的 CTC 细胞大多数会被免疫系统杀灭清除（脱巢凋亡），呈现不稳定性；同时血液的激流对癌细胞也是一种危险，癌细胞缺乏对付血液激流冲击的能力而被击成碎片，如循环肿瘤 DNA（ct DNA）；当血小板直接黏附于 CTC 细胞表面形成的"细胞微栓"（micro-thrombi）结构，可保护 CTC 细胞免受免疫监视并赋予 CTC 细胞的转移潜能；循环中的 CTC 有单体、CTC 簇等多种形式，如果癌细胞历经磨难存活下来，必须在快速流动的血液中紧紧抓住血管壁并穿透血管（外渗）进入一个陌生的新器官。

（三）定植阶段

循环中存活的 CTC 形成瘤栓并转移到远隔器官，滞留在靶器官微小血管中（锚定黏附），然后外渗穿出血管形成"前转移灶"（pre-metastatic niche），当定植后通过分化、增殖、肿瘤血管生成形成新的微环境，建立远距离转移灶。现已知"癌症适应基因"（cancer fitness gene）作为转移驱动因素在肿瘤转移的定植阶段发挥着重要作用（表 7-2），帮助癌细胞适应不断变化的微环境。

表 7-2 定植相关的癌症适应基因

基因	与转移的定植有关的特点
MTJH	抑制抗原递呈，促进免疫逃避
LICAM	通过层粘连蛋白促进癌细胞在血管周围扩散和生长
JAG1	激活成骨、破骨细胞中 Notch 信号，促进溶骨性骨转移
NGFR	促进癌细胞干性
SPARC	重塑 TME
LCX1.2	重塑 TME
PD-L1	诱导 T 细胞耗竭
TRIB3	增加 Warburg 效应
CD133	定植阶段早期促进癌细胞存活
FUT4	促进癌细胞与脑内皮细胞相互作用
CD112	诱导免疫抑制性 TME

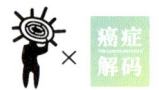

续表

基因	与转移的定植有关的特点
CDI55	增强癌细胞存活，诱导免疫抑制
LGALS9	诱导免疫抑制性 TMC

总之，癌细胞进入血液存活下来，就会沿着"原发瘤增殖→肿瘤新生血管生长→癌细胞侵袭基底膜→侵入血管或淋巴管→在循环系统中存活→形成瘤栓并转运到远隔器官→滞留在靶器官微小血管中→穿出血管并形成微小转移灶→肿瘤血管生成、转移灶增殖"这条道路（图 7-2）传播到远方。

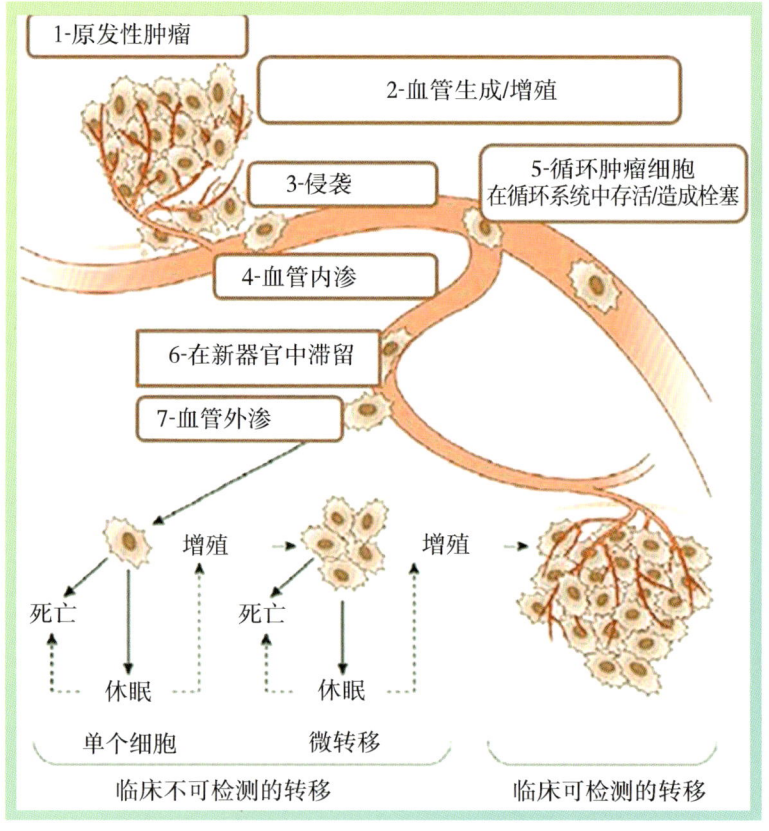

图 7-2 癌症转移途径

三、癌细胞转移分子机制

(一) 肿瘤转移原理

经过侵袭-转移级联过程的癌细胞，具有很多特性。其中一些特性来自于原发性肿瘤细胞，是激活癌基因和抑癌基因突变的结果，从而使转移癌细胞具有不受控制的生存和增殖、迁移和侵袭等特点。即便如此，绝大多数离开原发灶的癌细胞也无法存活并远处转移。因此，转移其实是癌细胞进化过程中的一个"瓶颈"。深入了解原发性癌细胞如何适应不同转移阶段的需求是当前肿瘤转移研究的核心（图7-3）。最近有研究发现，转移部位的癌细胞存在2种状况，有些癌细胞留在血管中即刻开始转移性生长，另一些癌细胞离开血管外渗进入长时间休眠。而二者之间的差异是DNA甲基化水平不同，前者的DNA甲基化程度低，后者的DNA甲基化水平高，说明表观遗传学状态在决定癌症转移行为中起着关键作用。

(二) 肿瘤转移性与耐药性

肿瘤转移与耐药可谓是制约癌症治疗效果的一对"双胞胎"。如前所述，转移是肿瘤早期而非晚期才有的步骤，很多转移性癌在其早期阶段难以发现，即使每天数以百万计的癌细胞涌入血流，循环肿瘤细胞的大多数被杀灭，极难建立永久性"聚集地"；也有极少数转移性癌细胞会找到适合的"土壤"生存发展，形成微转移逃避抗癌防御系统的攻击，在体内潜伏多年。当癌细胞在新的部位进一步定植，从建立的转化灶中迁移出来返回到原发部位，促进原发肿瘤的持续增殖、新血管生长以及基质细胞向肿瘤募集，进行肿瘤的"自我播种"（self-seeding）。面对治疗带来的新的选择压力，这种转移循环与自我播种不断反复，最终对治疗产生耐药性。

(三) 肿瘤转移机制与治疗机会点

现有的治疗策略通常只能针对肿瘤转移的某一阶段进行干预，而对肿瘤转移的整体过程缺乏有效的治疗策略。例如，原发性肿瘤通常可以通过手术

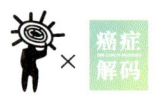

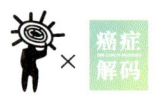

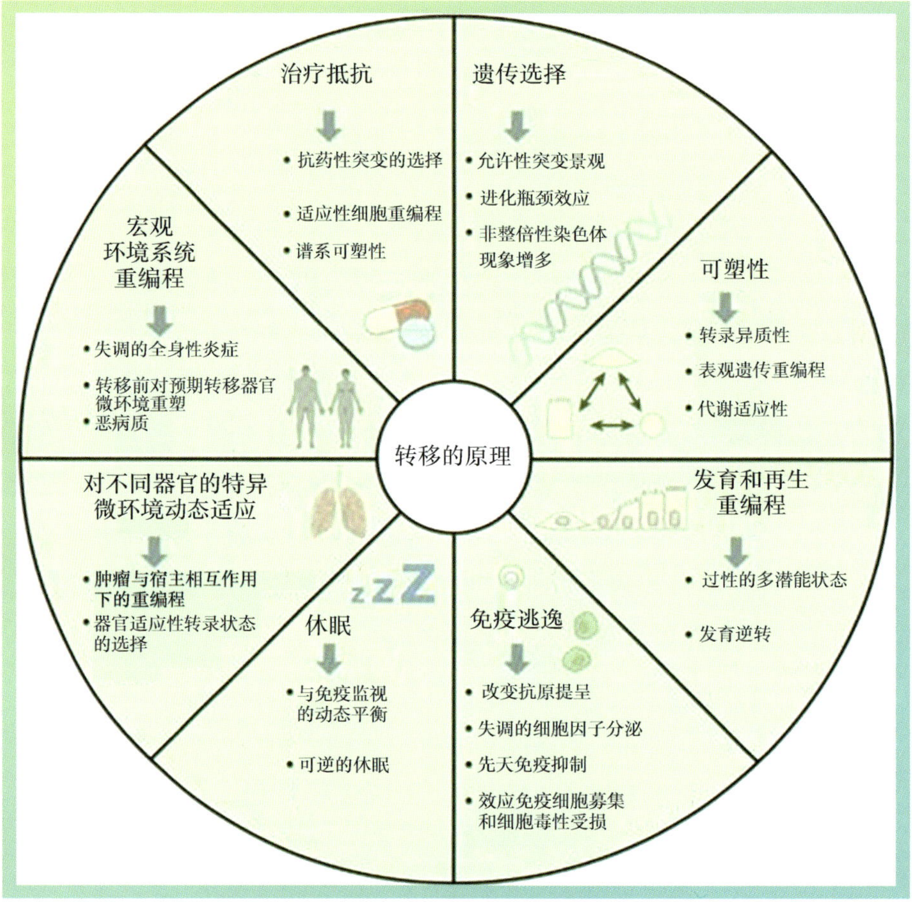

图 7-3　肿瘤转移原理

和放射治疗进行治愈治疗，而转移性癌症是一种影响多个器官的全身性疾病，局部治疗就无能为力；即使是对系统治疗的反应，同一患者的原发性肿瘤和转移性肿瘤的治疗效果也可能截然不同。由于转移性肿瘤对现有疗法的获得性耐药性，因此临床上明显转移癌症很大程度上仍然无法治愈，只有少数例外。

1. 转移性肿瘤的治疗有 3 种情况，当转移性肿瘤在（新）辅助治疗环境中被怀疑为转移性肿瘤，无法通过标准成像和筛查技术进行检测。尽管多器官大转移（multi-organ macrometastasis）在很大程度上是不可治愈的，但选择性局部治疗寡转移（oligometastasis）肿瘤患者可以一定程度延长寿命，有时还可以治疗几种癌症。多器官转移性肿瘤通常采用全身治疗，包括化疗−靶向治疗（如小分子抑制剂、抗体或抗体−药物偶联物）和免疫疗法。

2. 强调了以癌症细胞或其肿瘤微环境（TME）为靶点的治疗方式和机会，以最大限度地消除转移细胞。在微转移（micrometastasis）中，转移启动细胞（metastasis initiating cell，MIC）与免疫监测处于动态平衡状态。增殖细胞经常被组织驻留或循环免疫细胞清除，而休眠细胞则逃避免疫破坏。在寡转移中，小肿瘤被 TME 驻留细胞和募集的免疫细胞浸润。在多器官转移中，TME 变得越来越具有免疫抑制性。

总之，转移依赖于多种步骤和阶段，这些步骤和阶段能够动态适应不断变化的条件、细胞应激、组织生态位外的生存、扩散、免疫逃避以及 TME 共同选择和最终器官定植。随着单细胞图谱、谱系追踪以及复杂的临床前和离体模型等新技术的不断涌现，现在的挑战是定义转移依赖性，这些依赖性可以安全地针对异质性患者或生物标志物定义的患者队列。总之，转移研究和临床药物开发领域的重大进展有可能改善转移性癌症患者的临床结局。未来的研究方向可能包括：①深入了解转移过程的分子机制；②开发针对转移特定阶段的靶向治疗；③探索联合治疗策略，同时针对原发肿瘤和转移灶；④研究如何预防和控制肿瘤的"自我播种"现象；⑤开发更精确的生物标志物，用于早期检测和监测转移。

第八章　癌症治疗的三大举措

　　癌症的治疗令人困惑、充满挑战，但随着医学的进步，治疗手段不断增多，治疗效果也越来越好，特别是通过及早发现和及早治疗，大部分癌症可以得到很好的控制。因此，早期发现仍然是提高癌症治愈率的关键。

　　常说的癌症治愈是指"临床治愈"，即治疗后症状完全消失，检测不到癌细胞，或者治疗后病情完全缓解并没有复发。临床上很多慢性疾病（糖尿病、高血压等）只能临床治愈而不能完全治愈（彻底根除），患者往往终身带病并终身治疗。同样，某些情况下的癌症患者与肿瘤"和平共处"（带瘤生存）也不失为一种合适的治疗策略。癌症治疗中常用"年生存率"来评价治疗效果。5 年生存率仅表示经过治疗后患者生存超过 5 年的比例（概率），并非意味着患者只能活 5 年。5 年生存率越高，治疗效果越好，患者和家属大可不必因此过分紧张而灰心，通常情况下，过了 5 年后复发或转移的概率明显降低。

一、肿瘤筛查

　　早期发现癌症可通过定期健康体检和肿瘤筛查来实现，但二者完全不同，不应该混为一谈。前者主要针对心、肝、肾、血常规等进行检查，了解当前的健康情况，及时发现常见的慢性疾病，以便早期干预和治疗；后者针对尚无异常症状的健康人（尤其有癌家族史、不良生活习惯、45 岁以上），进行一系列癌症相关检查，通过专业技术手段和方法筛查肿瘤。例如，定期乳腺自检和乳腺 X 线照片早期发现乳腺癌，低剂量计算机断层扫描（LDCT）筛查肺癌等（表 8‑1）。

　　总之，全身肿瘤筛查项目归纳如下：

表 8－1　常见肿瘤筛查方法

肿瘤	筛查方法
胃　癌	胃镜/病理活检
肠　癌	肠镜/病理活检
肝　癌	甲胎蛋白（AFP）/肝脏 B 超
肺　癌	低剂量螺旋 CT 胸部扫（LDCT）

（一）肿瘤标志物检测

通过血液检测，检测体内某些肿瘤标志物水平，如甲胎蛋白（AFP）、癌胚抗原（CEA）、前列腺特异性抗原（PSA）、癌抗原 125（CA125）等。这些标志物的异常水平可能与某些肿瘤的存在有关。

（二）影像学检查

影像学检查包括 X 射线、超声、计算机断层扫描（CT）、磁共振成像（MRI）等用于检查体内是否存在异常结构或病变。

（三）乳腺 X 射线摄影

乳腺摄影被视为早期发现乳腺癌的有效方法，可检测乳腺组织的异常和肿块。

（四）妇科筛查

妇科检查包括妇科检查、宫颈抹片检测（宫颈涂片）和乳腺超声检查，用于发现妇科肿瘤，如宫颈癌、子宫内膜癌和乳腺癌。

（五）结直肠镜检查

通过结肠镜或乙状结肠镜检查结直肠内部，以寻找息肉、炎症或其他异常，早期发现结直肠癌的风险。

（六）尿液和粪便检查

用于检测尿液中的异常细胞、蛋白质或血液以及粪便中的血液有助于发现尿路或消化系统的问题。

具体的全身肿瘤筛查项目可根据个人年龄、性别、家族病史和其他风险

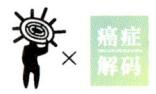
因素而有所不同。可在进行全身肿瘤筛查前，咨询医生的意见以确定合适的筛查项目。

二、癌症治疗

癌症一旦被发现，及时治疗至关重要。癌症治疗主要有手术治疗、放射治疗和药物治疗3种疗法（图8-1），三者各有所用，不分优劣，只论适合。其中手术和放射治疗主要适用于早中期病变（局部肿瘤），而药物治疗针对全身的癌细胞进行全身治疗。一般因癌症类型、临床分期和患者个体差异确定不同治疗方案。随着对肿瘤生物学特性认识的深入，专门的肿瘤学科得以建立并不断发展成熟，癌症治疗三大疗法各自在癌症治疗中的地位得到了确立和普及。近年癌症治疗领域出现了两个重要趋势：以患者为中心的多学科综合治疗（multi-disciplinary treatment，MDT）和个体化治疗，这些先进的治疗理念和方法进一步提高了治疗效果，显著提升了患者长期生存率。

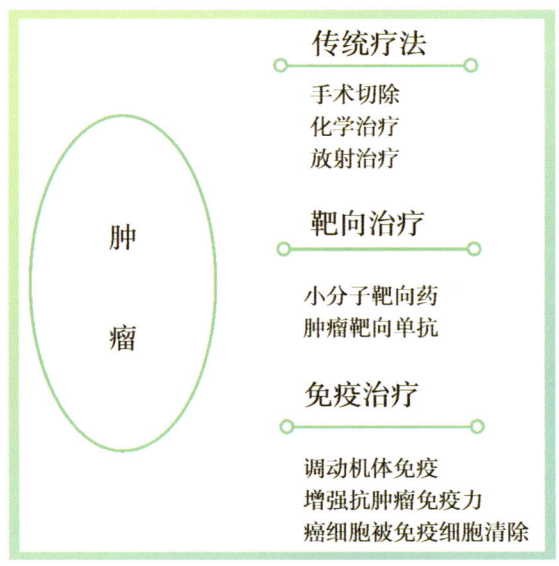

图 8-1　肿瘤传统疗法

（一）手术治疗

手术治疗即外科手术切除，是最古老的治疗实体瘤的方法，直到今天，对于许多癌症，尤其是早期的局限于某一部位的肿瘤，手术治疗仍然提供了最佳的治愈机会。尽管癌症手术治疗的许多原则并非一蹴而就，历史上肿瘤外科学（surgical oncology）作为一个专门学科，正式形成和发展也不过是近几十年的事；经过100多年的大踏步地改良与更新，常见肿瘤的外科技巧和手术方式已经非常成熟。得益于其他学科的促进，20世纪末腹腔镜手术为代表的微创手术治疗、21世纪初机器人手术为代表的计算机辅助手术治疗有了长足发展，大大降低了患者的创伤和副作用，提升了患者的生活质量。

（二）放射治疗

放射治疗是一种局部治疗方法，利用放射性同位素产生的射线和X线治疗机或加速器产生的普通X线、电子束、质子束及其他重粒子等照射肿瘤，以抑制和杀灭癌细胞。其本质是一团高能粒子直接轰击肿瘤细胞破坏细胞DNA、或者通过电离产生自由基引起细胞死亡。一个世纪以来，放射治疗见证了持续的技术进步能快速转换成更好的临床治疗效果。特别在CT摄像技术和计算机技术帮助下，放射治疗技术由二维放射治疗发展到三维、四维放射治疗，放射治疗剂量分配也由点剂量发展到体积剂量分配、体积剂量分配中的剂量调强。现在放射治疗方法主要有以下两种：①立体定向放射治疗（SRT）：三维适形放射治疗（3DCRT）、三维适形调强放射治疗（IMRT）；②立体定向放射外科（SRS）：X刀（X-knife）、伽马刀（γ-knife）、射波刀（Cyber-knife）。总之，放射治疗已成为大多数癌症患者在治疗不同阶段需要接受的重要治疗手段。

（三）药物治疗

抗肿瘤药治疗发展到今天，已先后经过"三次革命"（表8-2），即细胞毒化学治疗（cytotoxic chemotherapy）、靶向治疗（targeted therapy）和免疫

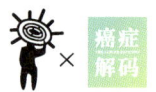

治疗（immune therapy）。

表 8－2　药物治疗 3 种方式比较

治疗方式	特点	适用患者	给药途径	毒副作用
化学治疗	无差别攻击：同时杀伤癌细胞和正常细胞	所有癌症患者	静脉注射	消瘦、掉头发等毒副作用多
靶向治疗	特异性强：分清"敌我"，不会波及正常细胞	基因突变的肿瘤患者	口服	副作用少
免疫治疗	特异性强：识破"伪装"癌细胞，使机体免疫细胞发现并杀伤癌细胞	能通过检测生物标记物预测免疫治疗获益的患者	静脉滴注或皮下注射	副作用少

1. 化学治疗（治癌 1.0）　目前临床上使用最多的抗癌化学治疗药基本都属于细胞毒性药物，其基本治疗原理是破坏 DNA 的完整性、干扰 DNA 复制、抑制有丝分裂和阻止癌细胞增殖、浸润和转移。因此，尽管各种化学治疗药的作用机制不尽相同，但统一疗效都是杀死快速分裂的细胞。也正因为如此，化学治疗药难以区分癌细胞与正常细胞（敌友不分），在杀灭癌细胞的同时也会伤及分裂中的正常细胞（如损伤骨髓、口腔、肠道和生发细胞），造成毒副作用（白细胞减少、口腔溃疡、恶心呕吐、脱发）。同时，化学治疗与其他疗法联用时可发挥"锦上添花"的作用：在手术或放射治疗前缩小肿瘤；杀灭手术或放射治疗后可能残留的癌细胞；清除已返回或扩散到身体其他部位的癌细胞。

2. 靶向治疗（治癌 2.0）　靶向治疗的研究源于 20 世纪 70 年代在肿瘤中发现了癌基因，从基因水平了解、认识到癌细胞是因为基因突变而产生，于是聚焦突变位点（靶标）进行精准治疗研究，靶向药物应运而生。靶向治疗就是针对已经明确的致癌位点（该位点可以是肿瘤细胞内部的一个蛋白分子，也可以是一个基因片段）设计相应的药物，药物进入体内后特异性地与致癌位点结合相互作用，导致癌细胞特异性死亡而不殃及正常细胞（又称生物导弹）。第一个真正意义的靶向药物是 2001 年用于治疗 BCR-ABL 突变慢性白血病的格列卫（Gleevec）。该药的应用使 BCR-ABL 突变慢性白血病患者 5 年生存率从 30％一跃提高到 89％，不但显示出比较好的治疗效果，关键是副作用很小（表 8－3）。

表 8－3 靶向药物与传统化学治疗药对比

	传统化学治疗药	靶向药物
靶　　点	DNA，RNA，蛋白质	特定蛋白分子、DNA
特 异 性	差	强
疗　　效	差别大	效果明显
不良反应	消化道、造血系统	少见

肿瘤分子靶向治疗目前仍是一个飞速发展的领域，随着对肿瘤发生发展认识的深入，有效治疗靶点不断被发现，新机制新结构的靶向药物被陆续研发应用。根据药物结构主要分为抗肿瘤大分子单克隆抗体和抗肿瘤小分子化合物二类，而且通过各自不同的作用靶点发挥治癌效果（表 8－4）。

表 8－4 靶向药物不同作用靶点

靶向药物	药物靶点
作用于细胞膜分化相关抗原单抗	
托西莫	CD20
吉妥珠	CD33
阿来珠	CD52
作用于表皮生长因子受体/血管内生长因子单抗	
曲妥珠	HER-2
西妥昔	EGFR
贝伐珠	VEGF
抗肿瘤小分子化合物	
吉非替尼	EGFR
厄洛替尼	EGFR

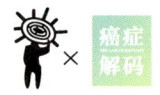

续表

靶向药物	药物靶点
舒尼替尼	VEGF-2，c-Kit
拉帕替尼	HER-1，HER-2，EGFR
依维莫司	mTOR

对于靶向治疗，首先需在癌细胞中找到一个有别于正常细胞的"标记"（靶点），然后研发能识别该靶点的药物，进入体内直接与带有靶点的癌细胞结合并杀死癌细胞。

3. 免疫治疗（治癌 3.0）　相对于化学治疗和靶向治疗，免疫治疗的本质是针对免疫细胞，而非直接作用于癌细胞。免疫治疗的目的就是激活免疫系统，特异性地攻击清除肿瘤微小残留病灶及癌细胞。免疫系统善于杀死敌人的细胞主要如下。

NK 细胞：即自然杀伤细胞，向受损伤的癌细胞释放应激反应相关的分子；

DC 细胞：即树突状细胞，激活细胞毒性 T 细胞，引起细胞凋亡；

辅助 T 细胞：帮助 DC 细胞激活细胞毒性 T 细胞，并释放细胞因子、招募更多的 NK 细胞。

免疫治疗的历史可以追溯到 19 世纪：1829 年，一位患有进展性乳腺癌的妇女拒绝接受手术。与癌症抗争了 18 个月后，她的状况急剧恶化卧床不起，恶病质严重，高热不退已奄奄一息。就在此时，医生发现她的肿瘤发炎了，所以在肿瘤上做了几个切口以排除一些脓液。令人惊讶的是，在随后的 8 天之内，肿瘤缩小到了原来的三分之一大小，4 周之内，肿瘤竟然消失得无影无踪。怎么会这样？感染怎么会治愈了她的癌症？

19 世纪 80 年代，纽约的一个德国移民弗雷德·斯坦（Fred Stein）的颈部出现了一个快速增长的肿瘤。医生们绝望地宣布，这病无药可救。但是命运发生了转折。斯坦患上了面部丹毒，当时抗生素还没有研制出来。令人难以置信的是，他增强的免疫系统不仅击退了感染，也消除了颈部肿瘤。

早在 1929 年，就有美国医生发现，肺结核患者似乎在某种程度上被保护免于患癌。结核病使患癌症的风险降低了近 60％！到 1976 年，研究证明卡介苗能有效治疗人类浅表性膀胱癌。1990 年，FDA 批准卡介苗经膀胱镜直接注入膀胱内治疗膀胱癌。

目前，免疫治疗主要有两种方式：

其一，激活 T 细胞的免疫治疗。T 细胞是免疫系统中最重要的细胞之一，可识别和攻击癌细胞。但是癌细胞可通过各种方式（如减少表面抗原，降低 MHC 表达、分泌免疫抑制因子）逃避 T 细胞的攻击，因此激活 T 细胞成为免疫治疗的一个重要策略。例如，采用肿瘤抗原特异性 T 细胞和嵌合体抗原受体（CAR-T）细胞治疗黑色素瘤、淋巴瘤、白血病等都取得很好的临床效果。

其二，抑制免疫检查点（immune checkpoint）的免疫治疗。免疫检查点（如 PD-1 和 CTLA-4）是一种抑制 T 细胞攻击的因子，可使 T 细胞失去攻击癌细胞的能力。将 T 细胞比作一支消灭癌细胞的"战斗部队"，免疫检查点就是 T 细胞的"哨兵"，一旦哨兵失灵不能发现敌人（癌细胞），战斗部队自然无法杀灭癌细胞。因此抑制免疫检查点成为免疫治疗的又一重要策略。例如，作用于相同靶点 PD-1 的抑制剂（施贵宝的 nivolumab 和默沙东的 pembrolizumab），治疗其他疗法失效的晚期黑色素瘤患者（已转移）取得了令人振奋的临床效果。此后，PD-1 抑制剂和 CTLA-4 抑制剂治疗癌症在临床上得到越来越多的应用。

与传统治疗相比，免疫治疗有一些固有的优势。

第一，动态适应性。癌症总是处于一种随环境动态演化的状态。而药物攻击的是一个静态的目标。因此，癌症很容易黏附在药物周围，产生耐药性，并且随着时间的推移，使这些治疗变得无效。相比之下，增强的免疫系统是一个动态系统，能更好地跟上癌症的发展。免疫系统可以随着癌症一起

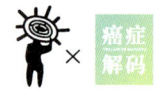

调整和演化。

第二，免疫记忆。免疫系统有记忆功能，它可以防止癌症复发。就像我们小时候接种麻疹疫苗，我们的免疫系统会记住这种病毒并提供终生保护一样，增强的免疫系统帮助一些黑色素瘤患者延长了生存期，可能就是由于这种记忆效应。

第三，副作用较少。免疫治疗的副作用通常比标准化疗少，因为免疫系统是一种靶向治疗。而常规化学治疗作为一种毒性治疗，杀死癌细胞的同时也会损害正常细胞。免疫疗法在本质上没有毒性，只针对被人体识别为入侵者的细胞。

第四，全身性治疗。免疫治疗属一种全身性治疗，这点至关重要，因为癌症是一种全身性疾病。由于转移在疾病过程的早期就会发生，因此系统治疗可以治疗遍布全身的潜在的微转移。免疫系统可以锁定和破坏癌细胞，不需要像外科手术和放射治疗那样进行人工靶向定位。治疗的系统特性也意味着，免疫治疗即使在疾病过程的中晚期，在癌症已经转移之后也可能有效。

总之，免疫治疗是一种新型癌症疗法，在多种癌症中的应用不仅革命性地提升了癌症治疗效果，而且革命性地改变了治疗癌症的理念。它不直接损伤、反而增强免疫系统，抑制癌细胞进化、复发率低，可治疗多种癌症、对很多患者有效。尽管具有一定的独特优势，免疫治疗也存在某些局限性，如单一免疫疗法对实体瘤应答率不高、且最终会产生继发性耐药。因此，免疫治疗未来的趋向是与不同疗法（免疫治疗与化学治疗、放射治疗、靶向治疗）的联合应用。肿瘤免疫治疗的未来将致力于真正以患者为中心的个性化联合治疗方法。

（四）介入治疗

近年来随着医疗技术的不断进步，肿瘤治疗突破传统，开启新篇章，介入治疗便逐渐崭露头角，成为肿瘤治疗领域的一颗新星。

肿瘤介入治疗是一种结合医学影像技术和药物治疗的新型治疗方法。通过在患者血管或其他通道上进行微创操作，将药物或其他治疗器械直接送达肿瘤部位，从而实现精准打击、高效治疗的目的。肿瘤介入治疗主要有血管性介入和非血管性介入（肿瘤消融术）二类，相较传统治疗具有四大优势：

1. 精确定位、直击病灶　通过先进医学影像技术（如超声、CT、MRI）能精确判断肿瘤的位置、大小、形态，确保治疗器械和药物准确达到病灶，避免治疗中药物在体内"盲目游走"，大大提高治疗效果。

2. 创伤小、恢复快　肿瘤介入治疗常采用微创操作（如经导管动脉栓塞、射频消融等），相较于传统手术其创伤小、痛苦少；治疗后更快恢复正常生活，提高了生活质量。

3. 副作用小、安全性高　精确将药物送达肿瘤部位，避免了全身性治疗带来的副作用；还可根据患者具体情况调整药物剂量和治疗方案，确保治疗安全、有效。

4. 适用范围广、个体化治疗　适用于多种类型肿瘤，可根据不同患者具体情况制定个性化治疗方案，满足不同患者需求。

综上所述，不断进步的科学技术，更强大的研究力量提供了更多有效控制、治疗癌症的工具和手段，但是癌症治愈仍面临严峻挑战。一是肿瘤的多样性和异质性，不同癌症具有不同病理学和分子特征，增加了治疗难度；二是癌症早期无典型症状，早期发现和诊断成为一项艰巨任务；三是癌症治疗的耐药性，增加了根治癌症的困难，需要不断寻找新的治疗方法和策略。

目前来讲，抓住关键点，做到早发现早诊断，实施个性化的精准治疗是关键，可以预见：精准治疗是癌症患者的希望之光！

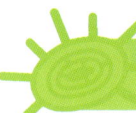

第九章　癌症预防的三道防线

　　癌症是一种十分古老的慢性疾病，病因复杂多样，发病机制有待深入研究，治疗方法不断发展但效果仍需提高。措施千条万条，预防第一条；千条理万条理，预防才是硬道理，预防始终是对抗癌症的最佳策略。正如中医所言"上医治未病，不治已病"，意即未病先防，既病防变，也如本杰明·富兰克林所说"一盎司的预防重于一磅的治疗"。因此，预防才是癌症防治的"上兵伐谋"之策。癌症预防有 3 个层次：一是防止患癌，越少越好；二是早期发现，越早越好；三是救治晚癌，越治越好。根据2018 年全球癌症数据年报（WHO《亚洲·中国篇》统计数据）显示：我国每 65 个人中就有 1 名癌症患者，每年有超过 400 万人被确诊癌症，每分钟有超过 5 人死于癌症，这些数据真实地揭示——中国已进入全民防癌抗癌时代。

一、构筑科学的癌症预防"三道防线"

　　世界卫生组织（WHO）指出，1/3 的癌症可通过改善生活方式和环境等因素完全预防，1/3 的癌症可通过早期发现得到根治，1/3 的癌症可通过现有的治疗方法减轻痛苦、延长生命。因此，癌症完全可防可控可治。

（一）一级预防

　　一级预防又称病因学预防，是最积极最有效的预防措施。重在改善生活方式和减少环境中致癌物的暴露。

（二）二级预防

　　二级预防又称发病学预防，主要做到早发现、早诊断、早治疗。重视早期信号、坚持定期肿瘤筛查、积极治疗癌前病变。

（三）三级预防

　　三级预防又称临床预防，开展合理治疗与康复，提高疗效、延长生命、提高生活质量。

二、癌症预防关键在早

癌症的发生是一个与人整个生命周期相关的危险因素积累的过程，癌症预防不仅仅是中青年人的事，应该尽早重视，从小养成健康的生活方式、良好的行为习惯，避免接触各种致癌因素。

（一）"癌从口入"，好的生活方式可降低患癌风险

据研究推测，成人癌症的发生90％以上与环境因素相关，环境因素包括环境（水、土、空气）污染和个人不健康的生活方式（不合理饮食、作息紊乱、酗酒抽烟、久坐不动）。前者更多的影响群体，后者主要损伤个体，这就是共处同一环境，患癌者仍是极少数的主要原因之一。可见长期维持不健康生活方式会增加个人癌症发生的风险，有数据表明：20％～30％的癌症由吸烟引起、35％的癌症发生与饮食有关、16％的癌症由特殊感染（致癌微生物）造成。因此，通过改变不良生活方式和行为干预并长期坚持，将有效预防或降低发癌风险，事实上，自20世纪80年代以来，某些发达国家和地区，通过改善生活方式等措施已使多种癌症发病率和死亡率大幅下降。特别值得推荐的最经济、有效的防癌措施就是控烟，我国约有1/4的癌症引起的死亡与吸烟有关，所以吸烟者"应戒尽戒、尽早戒，防止不吸烟者被动吸烟"。癌症是全生命周期累积的结果，防癌不分年龄大小，从改善生活方式入手，践行良好的习惯、合理的膳食、保持健康心态，是癌症预防的金钥匙。所以，要想不得癌，去掉不好的生活方式就可预防大多数癌症发生。

（二）"癌不遗传"，但存在遗传易感性和家族聚集

癌症是环境因素与遗传因素共同作用的结果，不是遗传疾病，因此绝大多数（90％以上）肿瘤不会通过遗传方式直接遗传给下一代；只要肿瘤不发生在生殖细胞，子代自然是正常的。在少数情况下，会有肿瘤家族聚集性和家族遗传倾向，如癌家族（cancer family），一个家族中多个成员患一种或几

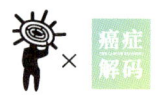

种不同类型的癌；家族性癌（familial cancer），一个家族中多个成员患同一类型的癌。目前研究认为，这种现象与肿瘤遗传易感性有关，即不同人群、不同个体由于遗传结构不同，在外界环境因素影响下呈现出患某种肿瘤的倾向。其实质是机体对致癌物的代谢、基因组不稳定、DNA 修复、细胞增殖和凋亡调控的基因多态，会造成个体对环境因素易感，使致癌因素在体内代谢、激活、与大分子结合、对 DNA 损伤修复能力形成差异。具有肿瘤遗传易感性者（表 9 - 1）在同一条件下对外界刺激更敏感更易患癌，所以必须增强防癌意识，加强防癌措施，做好防癌体检，防患于未然。

表 9 - 1 　常见的肿瘤遗传综合征

遗传性肿瘤综合征	主要基因	易患器官
遗传性乳腺癌-卵巢癌综合征	BRCA1/2	乳腺、卵巢、胰腺
视网膜母细胞瘤	RB1	视网膜、松果体
家族性腺瘤性息肉病	APC	结直肠、胃
Lynch 综合征	MLH1、MSH2/6、EPLAM	子宫、巢、胃、胰、结直肠
Li-Fraumeni 综合征	TP53	乳腺、子宫、巢、结直肠、胃、胰
遗传性弥漫性胃癌	CDH1	乳腺、子宫、胃
Cowden 综合征	PTEN	乳腺、甲状腺、子宫内膜

（三）"癌不传染"，但致癌微生物可传染增加患癌风险

传染病是由各种病原体引起的，能在人与人、动物与动物或人与动物之间相互传播的一类疾病，一般都有明确的传染源、传染途径和易感人群。癌症的发生是一个多因素、多步骤的复杂过程，其中可涉及环境污染、不合理膳食、遗传因素等，但癌症本身显然不具备传染病的 3 个特点，不会通过直接接触或空气直接传播给其他人；但是，与癌症发生密切相关的微生物（1 种细菌、7 种病毒、3 种寄生虫）（表 9 - 2）可以相互传染，增加癌症发生的风险。因此保持好个人卫生、养成良好生活习惯、坚持健康的生活方式，避

免感染相关细菌病毒，接种疫苗（肝炎病毒疫苗、人乳头瘤病毒疫苗）阻止致癌病毒感染，从而预防癌症发生。

此外，共同的生活方式、饮食习惯会造成"夫妻癌""家庭癌"出现，而非癌症传染所致。主要是长时间生活在相同的环境中，被同一致癌因素影响。

表9-2　已知的致癌微生物

致癌微生物	肿瘤
幽门螺杆菌	胃癌
乙型肝炎病毒（HBV）	肝癌
丙型肝炎病毒	肝癌
人乳头瘤病毒（HPV）	宫颈癌
EB病毒	鼻咽癌、胃癌
Kaposi肉瘤疱疹病毒	淋巴癌
人类嗜T淋巴细胞病毒-1	白血病
人类免疫缺陷病毒1	霍奇金淋巴瘤、肝癌、生殖器癌
埃及血吸虫	膀胱癌
华支睾吸虫	胆管癌
麝后睾吸虫	胆管癌

三、预防癌症主要靠自己

（一）健康体检不等于防癌筛检，二者不可混淆

防癌症筛检与早诊早治意义重大，旨在看似健康的人群中，运用快速、简便的检验、检查方法，将可能患癌人与可能无癌的人区分开，在患癌高风险人群中筛查癌前病变或早期癌症患者，从而实现早发现、早诊断、早治疗，提高患者生存率和生活质量的目的。当然，防癌症筛检不能等同于普通的健康体检，不要求人人都做，主要应在高危人群（如有家族遗传史、生活/工作环境有致癌风险、生活不良习惯）中开展（表9-3）。也不能用健康

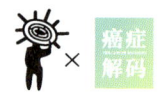

体检代替防癌筛检，因为前者的目的是全面了解身体的健康状况，面向普通大众、采用普通的检查方法和手段，发现早期慢性疾病并提出健康指导建议；而后者主要针对癌症高危人群（癌家族史、年龄 50 岁以上、不良生活习惯等）或者已发现异常病征的人，采用专业性更强的检查检测项目发现早期病变。所以，不想早得癌，一定要做到早筛查、早发现、早治疗。

表 9 - 3　常见癌症的筛查方法

癌　症	检查检测
食管癌/胃癌	胃镜+活检
结直肠癌	大便隐血试验、肠镜+活检
肺癌	低剂量螺旋 CT
食乳腺癌	乳腺钼靶 X 线摄影、低剂量 X 线透射、乳腺彩色 B 超
宫颈癌	细胞学检查、HPV DNA 检测
肝癌	血清 AFP、乙型肝炎表面抗原、肝脏 B 超

此外，肿瘤标志物（tumor marker）就像是隐藏在人体内的"侦探"，能够追踪到癌症的蛛丝马迹，其检测可作为肿瘤筛查的一种辅助方法。肿瘤标志物由肿瘤细胞产生，或机体对癌细胞反应产生，存在于血液、体液、分泌物或排泄物中，用免疫化学、生物化学和组织细胞化学方法检测到，用于肿瘤筛查、早期发现、疗效监测、预后判断。如果一个人的某项肿瘤标志物升高或异常，大可不要紧张，因为肿瘤标志物的变异也会受到其他因素影响。因此需要采取多种标志物联合检测，进行动态观察，对逐步或持续升高者引起重视，积极明确诊断、科学治疗。

肿瘤标志物检测和传统检测（组织活检）各有优点与不足，可相互补充（表 9 - 4）：

1. 液体活检（liquid biopsy）　是通过采集癌症患者的体液（图 9 - 1）进行体外检测，检测液体中的循环肿瘤细胞（CTC）、核酸（ctDNA/ctRNA）、外泌体（exosome）等，用于早期发现、预后监测、疗效评价等（图 9 - 2）。

表9-4　组织活检与体液活检比较

	组织活检	液体活检
优势	可观察组织形态学，诊断分型 样本稳定，保长期保存 样本处理、检测标准化 方法成熟、准确度高	无创采集，操作简便 可微量检测 可实时动态监测 早期诊断
局限性	有创采集，操作复杂，存在风险 肿瘤存在异质性 无法动态观察	体液中CTC、ctDNA浓度极低 DNA片段化（18～20 bp） 半衰期短 准确度有待提高

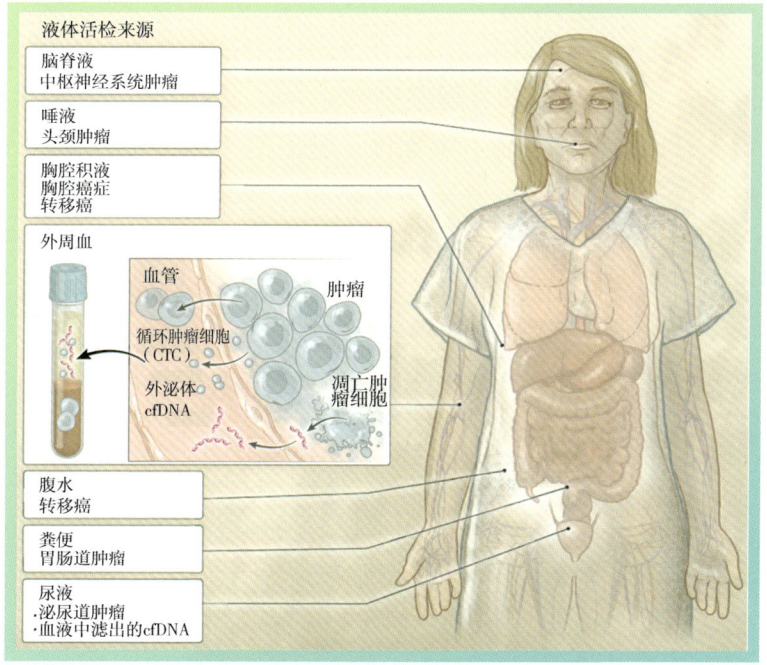

图9-1　液体活检样本来源

注：液体活检样本来源包括循环肿瘤细胞（CTC），外泌体（肿瘤细胞释放的膜包裹囊泡），循环肿瘤DNA（ctDNA，由凋亡或坏死的肿瘤细胞释放），脑脊液（cerebrospinal fluid），唾液（saliva），胸腔积液（pleural fluid），腹水（ascites），粪便（stool），尿液（urine）

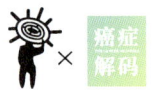

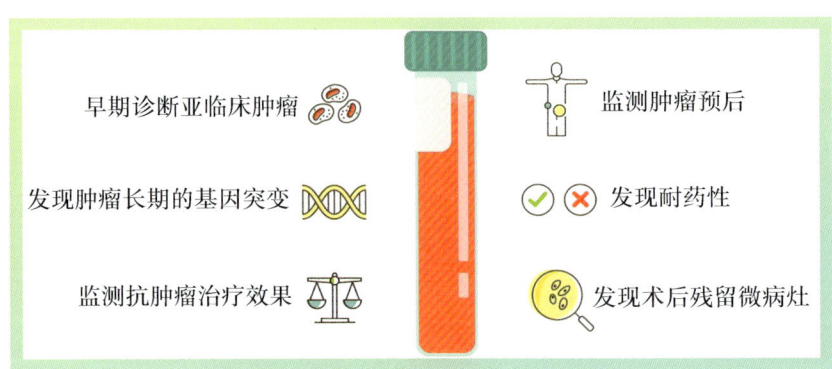

图 9-2　液体活检的临床应用

2. 基因检测　肿瘤基因检测就是通过检测肿瘤患者组织、细胞、体液中的核酸（DNA/RNA）获取突变信息，它有助于医生更准确地制订治疗方案，提高治疗效果（图 9-3）。如发现肺癌细胞中存在 EGFR 基因突变，医生就可选择针对 EGFR 的靶向药物（易瑞沙、特罗凯）。它适用于肿瘤患者全周期的疾病管理过程，应用于精准用药（靶向、免疫等）、分子分型、疗效监测、预后评估、复发监测以及遗传风险预测等（图 9-4）。

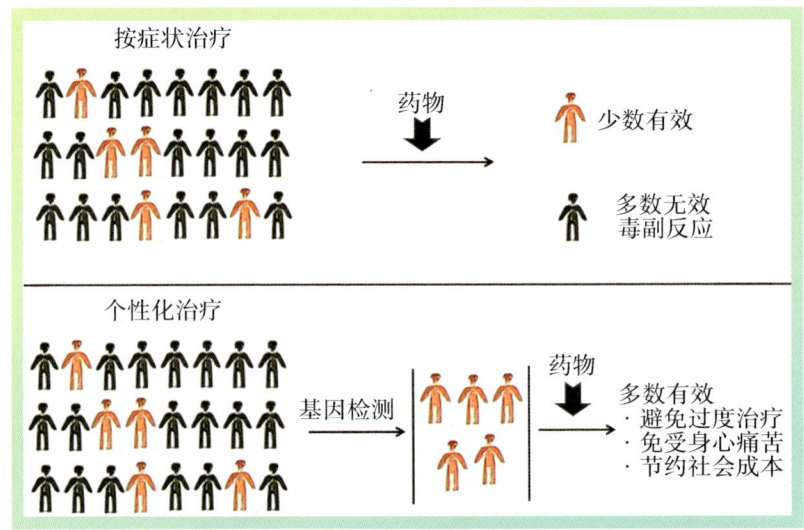

图 9-3　基因检测可提高疗效

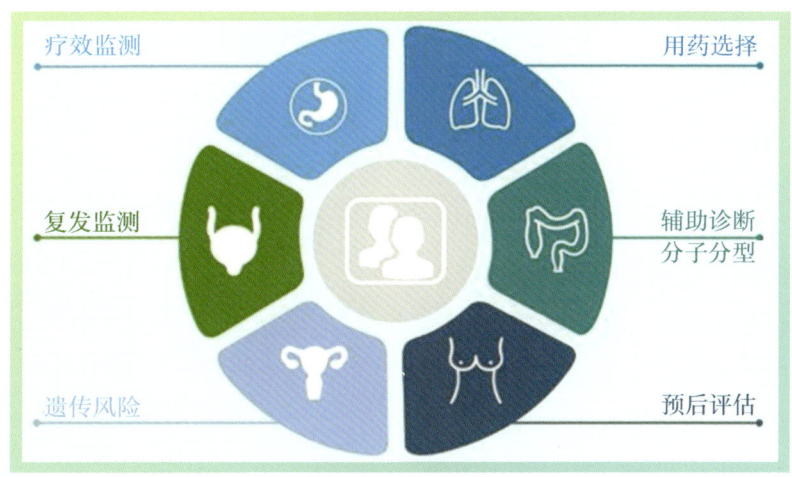

图 9-4 肿瘤基因检测的临床应用

（二）重视早期（预警）异常信号，及时查因

尽管癌症的早期症状表现千差万别，甚至很不典型，但是当身体出现某种异常状况（预警信号）时应引起注意，及时寻医问诊，千万别视而不见，延误战机。据统计肺癌、胃癌、肝癌、食管癌、结直肠癌、前列腺癌、膀胱癌、胰腺癌、脑癌、淋巴瘤等 10 种肿瘤占所有癌症的 80％以上（图 9-5）。

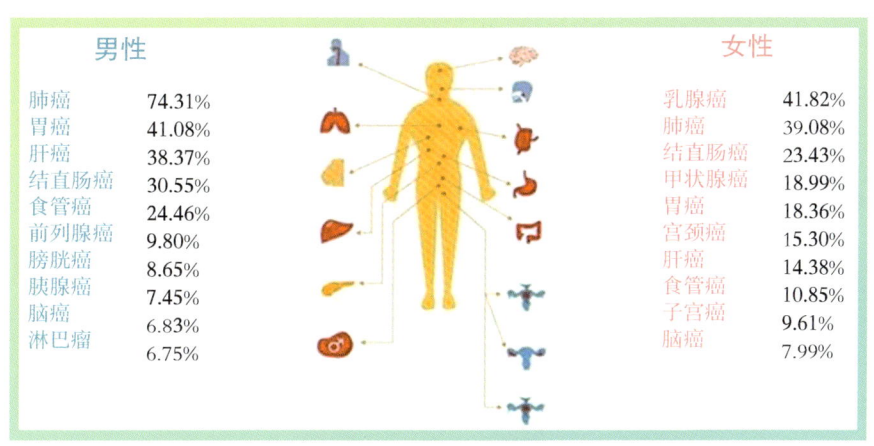

男性		女性	
肺癌	74.31%	乳腺癌	41.82%
胃癌	41.08%	肺癌	39.08%
肝癌	38.37%	结直肠癌	23.43%
结直肠癌	30.55%	甲状腺癌	18.99%
食管癌	24.46%	胃癌	18.36%
前列腺癌	9.80%	宫颈癌	15.30%
膀胱癌	8.65%	肝癌	14.38%
胰腺癌	7.45%	食管癌	10.85%
脑癌	6.83%	子宫癌	9.61%
淋巴瘤	6.75%	脑癌	7.99%

图 9-5 人体常见肿瘤（10 种癌人体图）

下述十大症状对发现这些常见肿瘤有一定警示作用：

1. 身体浅表部位出现异常肿块。

2. 体表黑痣和疣短期内迅速增大。

3. 皮肤或黏膜经久不愈的溃疡。

4. 持续性消化不良和食欲减退。

5. 大便习惯和性状改变或带血。

6. 顽固性干咳、声音嘶哑、痰中带血。

7. 听力异常、鼻血、头痛。

8. 无痛性血尿、排尿不畅。

9. 不明原因发热、乏力、进行性体重减轻。

10. 吞咽有异物感、哽咽感、疼痛。

其中要特别注意不明原因的出血（鼻血、痰中带血、大便带血、无痛血尿）、异常肿块（大小速变、质硬、活动度差）及持续低热、体重减轻。

特别随着年龄的增长，患癌风险随之增大。因为体细胞突变数量随年龄增大而增加，同时免疫力（免疫细胞质量、功能）下降（图9-6）。我国最新癌症死亡率数据显示，每10万人死于癌症的人数：0～19岁为4.9人，20～39岁为14.5人，40～59岁为125.3人，60～79岁为801.1人，80岁以上为2 879人，80岁老人死于癌症的可能性是30岁年轻人的200倍，可见年

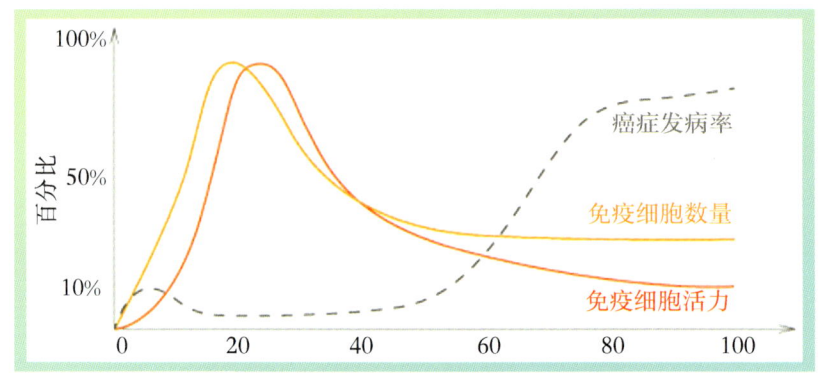

图9-6　免疫细胞数量活性与年龄

龄也成为癌症的主要发病风险因素之一。

（三）储备防癌基本知识，破解认识误区

说到癌症预防，一定要理解癌症发生"概率"的含义，否则无法正确看待防癌效果。例如，公式所示，癌症发生概率（P）= 细胞分裂次数（a）×突变数/每次分裂（b）×突变基因是致癌基因的概率（e），其中 e 对每个人都相同，关键在于 a、b。为什么有的人不抽烟不喝酒、生活规律、经常运动，年纪轻轻得了癌；有的人一辈子抽烟，90 岁了没得癌。这与"概率"有关，因为对个人而言，一生中得不得癌是有概率的，如果按平均寿命 74 岁计算，人一生中患癌概率都是 22％（2014 年研究解析中国肿瘤流行病谱）。而且癌症发生有很大的随机性（在相同条件下，可能发生也可能不发生），有如"买彩票"。一个人买的彩票越多、中奖概率越大，但不能说买得多的一定中奖、买得少就一定不中奖。如果把接触致癌因素（抽 1 包烟、慢性肝炎病毒感染等）比作买彩票，很显然生活方式不健康的人中奖可能性更大，更容易得癌。在高遗传风险参与者调查中发现，不良生活方式男、女群体的标准化 5 年癌症发病率分别为 7.23％和 5.77％，而生活方式良好的男、女群体降至 5.51％和 3.69％。因此，选择健康良好生活方式（图 9-7），相当于减少购

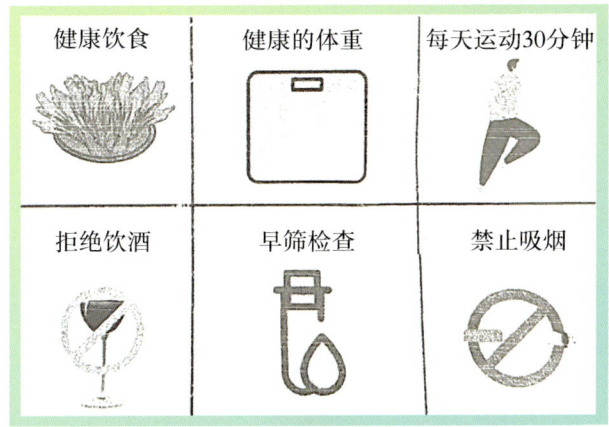

图 9-7　6 种良好生活方式

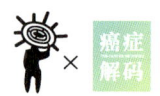

买彩票的次数，"少买彩票"少中奖，降低个人患癌可能性；同时，不要用身边的"个例"去赌自己的患癌风险，因为个例都是小概率事件，况且每个人生长生活的环境、生产工作的条件各不相同、千差万别，除了众人所见的"现象"，尚有未知的因素在影响着"彩票中奖"。

（四）明知山有虎，何必虎山行

很多癌症属于"生活方式癌"，与日常生活中不良习惯或方式有非常密切的关系，如吸烟可致肺癌、嚼槟榔可致口腔癌，有些人却"明知山有虎，偏向虎山行"，烟照样吸、槟榔照样嚼，可惜这种"大无畏"精神用错了地方。事实上，绝大多数癌症是可通过坚持良好生活方式和习惯进行预防、截断致癌的风险因素的。建议如下。

良好生活规律：劳逸结合、避免长期熬夜。

合理饮食习惯：食物多样化、新鲜与清淡

坚持身体锻炼：量力而行、定期运动。

积极乐观心态：自我减压、调整心情。

去除不良嗜好：戒烟限酒、远离肥胖。

俗话说：说得容易，做起来难。好的生活习惯是养成的、坚持的，因此在好习惯养成的过程中，身体得到平衡调节，抵抗力得到不断提高，健康的身体自然有效降低疾病（癌症）的发生率。

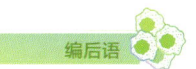

编后语

　　癌症是医学领域的千古奥秘，什么是癌（carcinoma）？什么是癌症（cancer）？字面上容易解释，但究竟癌是什么？癌症的本质是什么？直到今天仍在不断求索。

　　本书从什么是癌症、癌症从何而来、癌症向何处去三个维度进行科普解码，希望能给与癌症抗争的人增添希望和力量，给与癌症斗争的人增加潜能和能量。

　　什么是癌症，定义不重要，需要了解的是：癌症是常见病，不是多发病，同样条件下得癌者总是少数，这是有原因的，人不会无缘无故患癌症；癌症是古老疾病，不是传染病，根除不容易，控制是可行的，大多数人可控制不得癌；癌症是慢性疾病，不是急性病，有时间、有机会，早阻断，早发现，早治疗，实现早治愈。因此对癌症的研究不仅仅是为了认识了解，更重要的是为了战胜它、治愈它。路漫漫其修远兮，必将上下而求索！

　　癌症来自哪里？回答很简单，来自机体正常细胞的异常转化和无限增殖。但问题的解析，有助于"为什么有的人会患癌、有些人不患癌"的认知。因为无论男女老少，每个人体内都有癌细胞，而且第一个癌细胞可能在几十年前就出现了。有研究报道，一位 63 岁的骨髓增生性肿瘤（MPN）患者的第一个 JAK2 基因突变（驱动基因）发生在 44 年（时年 19 岁）前，一位 34 岁 MPN 患者首个 JAK2 基因突变发生在 25 年前（时年 9 岁）。而含 JAK2 基因突变的细胞由 1 个增殖到 100 个时花了 10 年时间，说明癌细胞不等于癌症，99％以上的癌细胞会被强大的免疫系统清除杀灭，只有极少数癌细胞逃避机体防御功能发展成癌症，被确诊的癌是一个癌细胞生长很多年的终点，检测到的癌灶是生长了很多年的结果。癌症的缓慢形成过程为人们进

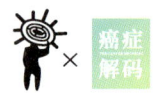

行防癌提供了足够时间、空间和机会。首先远离致癌环境、管理生活方式不给癌细胞机会，其次坚持运动、平衡饮食、良好心态，提高自身免疫力不给癌细胞"藏身之处"。预防应从第一个癌细胞入手，把握黄金时期，因为机不可失，时不再来！

癌症向何处去？答案很骨感：癌症不是"不治之症"，而是"难治之病"。大量临床研究表明，癌症早期完全可以治愈，关键在及时、"不延误"；一旦进入癌症晚期，肿瘤转移、一个变成 N 个，对机体伤害加重，治疗就会难上加难、疗效也会因人而异，难以如人所愿。早期治愈，晚期难治，天壤之别，这就是癌症的不同去向与归宿。

历史到了现在，医学来到今天。面对癌症的"前世今生"，也许人类永远要与癌共生，一同见证生命的适应力和顽强；也许不知道还要多久才能终结癌症，但新的希望已经出现了！

本书的编写，既是因为我多年来完成的肿瘤研究课题和学术论文，也是因为几十年来的历史经历和所见所闻。特别感谢中南大学湘雅医院国家卫生健康委员会肿瘤蛋白质组学重点实验室的李茂玉博士和邵美英主管技师对本书文稿、图表打印编排的辛勤帮助。

本书从科学、医学、哲学和个人角度检视癌症研究发展的当下，概述癌症的昨天、今天和明天，希望能对癌症防治多一份底气、多一份信心，从容对待"众病之王"。

陈主初

于长沙